60歳からは

脚を鍛えなさい

一生続けられる運動のコツ

フィジカルトレーナー
中野ジェームズ修一
Nakano James Shuichi

PHP

はじめに

人生100年時代がやってきた

新型コロナウイルスが流行し、感染拡大防止のためにテレワークが推進されるようになりました。通勤で駅まで歩く、オフィス内を移動するといった機会が減ったということは、テレワークが当たり前になる以前よりも、現在のほうが**運動不足になりやすい世の中になった**ということです。

家の中でも同様のことがいえます。洗濯機は乾燥機付きが当たり前になり、食器洗い機やロボット掃除機を使う人も増えました。スーパーに出かけなくても、家でスマートフォンをポチポチ操作するだけで、目の前まで必要なものが運ばれてきます。家事の負担が減ることは喜ばしいことではありますが、その分明らかに一日の活動量が低下していることになります。

こんな便利な生活をこのまま続けたらどうなるでしょう。**筋肉は使わなければ減っていきます。**とりわけ、立つ・歩くといった動きが少なくなっていることによる、脚の筋肉の衰えは深刻です。忙しい今は良くても、同じ生活のまま10年、20年と年をとって**後期高齢者になったとき、脚が弱いということは致命的**です。筋肉と同様、骨ももろくなっていますから、ふとした拍子に骨折もしやすくなります。骨折すればさらに運動不足になり、そこからじわじわと寿命を縮めていくことにもなりかねません。

日本はおよそ4人に1人が65歳という超高齢化社会を迎えています。人生100年時代ともいわれるようになりました。実感が湧かないという人もいるかもしれませんが、2020年の厚生労働省の発表によれば、100歳以上の高齢者は50年連続で増え続け、現在では8万人を超えています。統計を開始した1963年の100歳以上の人口はわずか153人。1998年に1万人を突破し、2012年に5万人を超えました。医療の進歩を考えれば、まだまだこの人数は増えていくのでしょう。

日本人の平均寿命は2019年現在、女性が87・45歳、男性が81・41歳。どちらも8年連続のプラスで、女性は5年連続で世界2位、男性は3年連続で3位。日本は世界的にも長寿の国。**30年前と比較すると、女性は5・68歳、男性は5・5歳も平均寿命が長くなっています。**数字で見ると自分が100歳まで生きるということが、リアルな現実として浮かんでくるのではないでしょうか。

仮に100歳まで生きるとしたら、50歳でようやく折り返し、会社員の方が65歳の定年まで働いたとして、そこからまだ35年もあるということです。人生を長く楽しめるというのはとても喜ばしいことですが、その長い人生を健康で過ごすことができるかどうかは、当然個人差があります。

人生の終盤の長い時間を寝たきりで過ごすのか、最後まで自分らしく好きなことを楽しみながら生きるのか。どちらかを選べと言われたら、絶対に後者でしょう。長い介護生活は、自分自身が辛いことはもちろん、家族や周囲にも大きな負担を強いることになります。

ではどうするべきか。

当たり前ですが、健康な体づくりをするということになります。そして、そのためには運動をすること、特に**〝脚〟を鍛えることが何よりも欠かせない**のです。

〝脚〟を鍛えて健康寿命を延ばす

人生100年時代という言葉と同じように、**健康寿命**という言葉を見聞きすることが増えました。健康寿命とはWHO（世界保健機関）によって提唱された、新時代の健康指標です。具体的には、**要介護、寝たきりになることなく、日常生活を自立して健康に過ごせる期間**のことを指します。

平均寿命と健康寿命が一致していれば、多くの人が人生を終えるまで自立した生活を送れたということになるのですが、現実はそう甘くはありません。2016年に行われた厚生労働省の調査によると、当時の男性の平均寿命が80・98歳で、健康寿命が72・14歳。女性の平均寿命が87・14歳で、健康寿命が74・49歳となっています。男性は約8年、女性は約12年、健康寿命のほうが短いということ。つまり、**要介護、寝たきりの状態で8〜12年を過ごしている**ということになります。

8〜12年を要介護、寝たきりで過ごす自分を少し想像してみてください。「そんな老後はなんとか避けたい」。多くの人がそう思うのではないでしょうか。

元気に体が動くうちはなかなかイメージがしづらいものですが、要介護、寝たきりは決して他人事ではありません。厚生労働省の発表によると、2019年3月末時点での要介護（要支援）認定者数は658万人。これは日本の総人口の約5％に当たります。ちなみに2000年時点での要介護（要支援）認定者数は256万人。20年で400万人も増えたことになります。おそらく高齢者人口の増加と合わせて、こちらの数字も増えていくだろうと思います。

そして、**要介護認定を受けている人の4分の1（女性は3分の1）、要支援認定を受けている人の3分の1が運動器の障害が原因**だというデータもあります。運動器の障害には、大きく分けると骨粗しょう症や変形性関節症などの運動器自体の疾患と、筋力低下やバランス能力低下による運動器機能不全があります。

中には原因がわからないものもあるのですが、そのほとんどは**運動、特に脚を鍛えることによって予防ができるもの**です。言い換えれば、脚の筋力低下が原因で、要介護、要支援になっている人がたくさんいるということ。脚を鍛えれば予防できたはずの要因で、要介護、寝たきりになってしまうのはあまりにももったいないことです。

80歳でも筋肉量を増やすことはできる

自分は運動習慣のないまま高齢になってしまったから、今さら運動をしたところで何も変わらないと諦めている人がいるかもしれません。しかし、**運動を始めるのに遅すぎるということはありません。**今から脚を鍛えるエクササイズを始め、栄養バランスの良い食習慣を身につければ、要介護になることを予防できるはずです。

学生時代からこれといった運動をしてこなかったという人も、すでに脚の衰えを感じているという人も安心してください。**運動を習慣化できれば、70歳でも80歳でも必ず筋肉量は増えます。**これは医学的に証明されている事実です。

筋肉量が減ってしまった原因は、筋肉を使っていないから。普段の生活レベルよりも強い刺激を与え、筋肉の合成に必要なたんぱく質を十分に摂取していれば、筋肉は間違いなく増えます。そしてスポーツジムに通ったり、テニスやゴルフといったスポーツをすることだけが運動ではありません。

日常生活での活動量を確保しながら、本書で紹介している〝脚トレ〟に取り組めば、自ずと筋肉量は増えていくでしょう。

私には103歳になった祖母がいます。祖母は98歳のときに寝たきりの状態になってしまったのですが、**寝たきりの状態で長生きをして周囲に迷惑をかけたくないと、98歳にして筋トレを始めました。**

本人が考え私もアドバイスしたメニューをコツコツと続け、寝たきりではなくなったのはもちろん、今では片脚でスクワットができるようになりました。

運動生理学を勉強したときに、何歳になっても筋肉量が増えるということは確かに習いましたし、高齢者にダンベルトレーニングを継続してもらったら筋肉量が増えたというような内容の信頼性の高い論文もあります。しかし、**100歳を超えた女性の筋肉量が増えていく、筋力が強くなっていく**様を実際に目の当たりにし、改めて人間という生き物の凄さを感じました。

ちゃんと自分で自分のことを鍛えてあげさえすれば、いくつになっても体はそれに応えてくれます。

年齢など気にする必要はないのです。

脚の衰えがさまざまな疾患を引き起こす

脚が衰えると、どのようなことが体に起こるかご存知でしょうか。自分の力で歩くのが難しくなるというのは、みなさんもすぐに想像できるでしょう。しかし、脚の衰えの影響は、それだけにとどまりません。脚の衰えは、さまざまなトラブル、疾患の原因になり、あなたの健康寿命を蝕《むしば》んでいきます。

たとえば糖尿病も脚が衰えることでリスクが高くなる代表的な疾患です。糖尿病とは、血液中のブドウ糖濃度、いわゆる血糖値が高くなりすぎる病気。糖尿病には1型と2型があり、日本人の糖尿病患者のほとんどが2型になります。**2型糖尿病は遺伝的な体質に過食、運動不足、肥満、ストレス、加齢などが加わって引き起こされるもの。運動不足、肥満が大きな要因**となるのです。脚が衰えると、少し動いただけでも疲れを感じやすくなり、運動不足に拍車がかかります。脚の筋肉量が減れば、消費エネルギーが減少し、肥満にもなりやすくなります。もちろん運動不足も肥満の原因になります。脚が衰えると糖尿病のリスクが高まることを理解して頂けたでしょうか。

糖尿病だけではありません。多くの高齢者の方が悩まされている**変形性膝関節症や骨粗しょう症も、脚の衰えが原因**である場合があります。決して、年をとったら誰でもなってしまうものではないのです。変形性膝関節症は日常的に膝関節を動かすことで予防することができますし、骨粗しょう症もバランスの良い食生活と骨に刺激を与える運動を続ければリスクを大きく下げることが可能です。若いうちから脚を積極的に使い、鍛えていれば、年をとってから足腰の痛みに悩まされずに済むのです。

脚を鍛える運動は、認知症予防にも効果があります。運動をすることが脳に良いということがイメージできない人もいるかもしれませんが、人間が体を動かすとき、脳はたくさんの情報処理を行っています。人間に将棋やチェスで勝つＡＩは既に存在していますが、人間のようにサッカーやテニスができるロボットはまだありません。体を動かすということは、それだけ複雑であり、脳に多くの刺激を与えるということ。運動が脳に良いというイメージが湧いたのではないでしょうか。

加齢のせいだと思われているトラブルの多くは、実は脚の衰えに原因があり、脚を鍛えることで予防できるものなのです。

「自分は大丈夫」が落とし穴

脚が衰えて寝たきりになる、要介護になるという話を聞いても、自分は大丈夫だろうと思う人はたくさんいるでしょう。しかし、本当に大丈夫でしょうか。

ロコモティブシンドローム（通称ロコモ）とは、日本語では運動器症候群というもので、筋肉や関節、骨などの運動器が衰え、日常動作がスムーズにできなくなり、要介護のリスクが高まる状態のことを指します。ある調査では、**現在ロコモの人口は予備軍も含めて4700万人にのぼり、75歳以上の約3人に1人が要介護（要支援）認定者**という結果が出ています。「私は元気だから大丈夫」、そう思っている人のほとんどに要介護のリスクがあるということです。

ここで、実際にあなたの脚が衰え始めていないか、脚が衰えやすい生活をしていないかを確認してみましょう。次に挙げる10の質問の中で、該当するものにチェックを入れてみてください。

脚の衰え度チェックテスト❶

- □ 5年以上、運動らしい運動をほとんどしていない
- □ 階段よりもエスカレーターやエレベーターを優先して使っている
- □ 40歳を過ぎてから転倒して骨折をした経験がある（手を含む）
- □ 脚のむくみが気になる
- □ 昔よりも脚が細くなったと感じる
- □ 最近、脚がつりやすくなった
- □ クルマでの移動が多い
- □ 階段を下りるときに膝に違和感や痛みを感じる
- □ テレワークが増え、自宅で座っている時間が長くなった
- □ 昔に比べて歩くのが遅くなった

さて、あなたは10項目のうちいくつ当てはまるものがあったでしょうか。いくつ以上ならダメ、いくつ以下ならOKというものではないのですが、1つでも該当するものがあった場合は、日常生活の中に改善すべき点がある、運動を積極的に行って脚を鍛える必要があるということです。

次に、体を使ったテストをしてみましょう。テストは、**椅子に座ったところから片脚で立ち上がれるか、片脚立ちしたまま靴下が履けるか**の2つです。どちらも左右両方の脚でチャレンジしてみてください。

どちらのテストも両脚でバランスを崩すことなくできれば合格。脚が衰えることがないよう、脚をしっかり使う生活を続けていきましょう。できないものがあった、バランスを崩してしまったという人は、脚が衰えてきている証拠です。生活習慣を見直しつつ、本書で紹介しているエクササイズに取り組んでみてください。運動を継続し、脚を鍛えていけば、いずれテストが楽々とクリアできるようになるはずです。

脚の衰え度チェックテスト❷

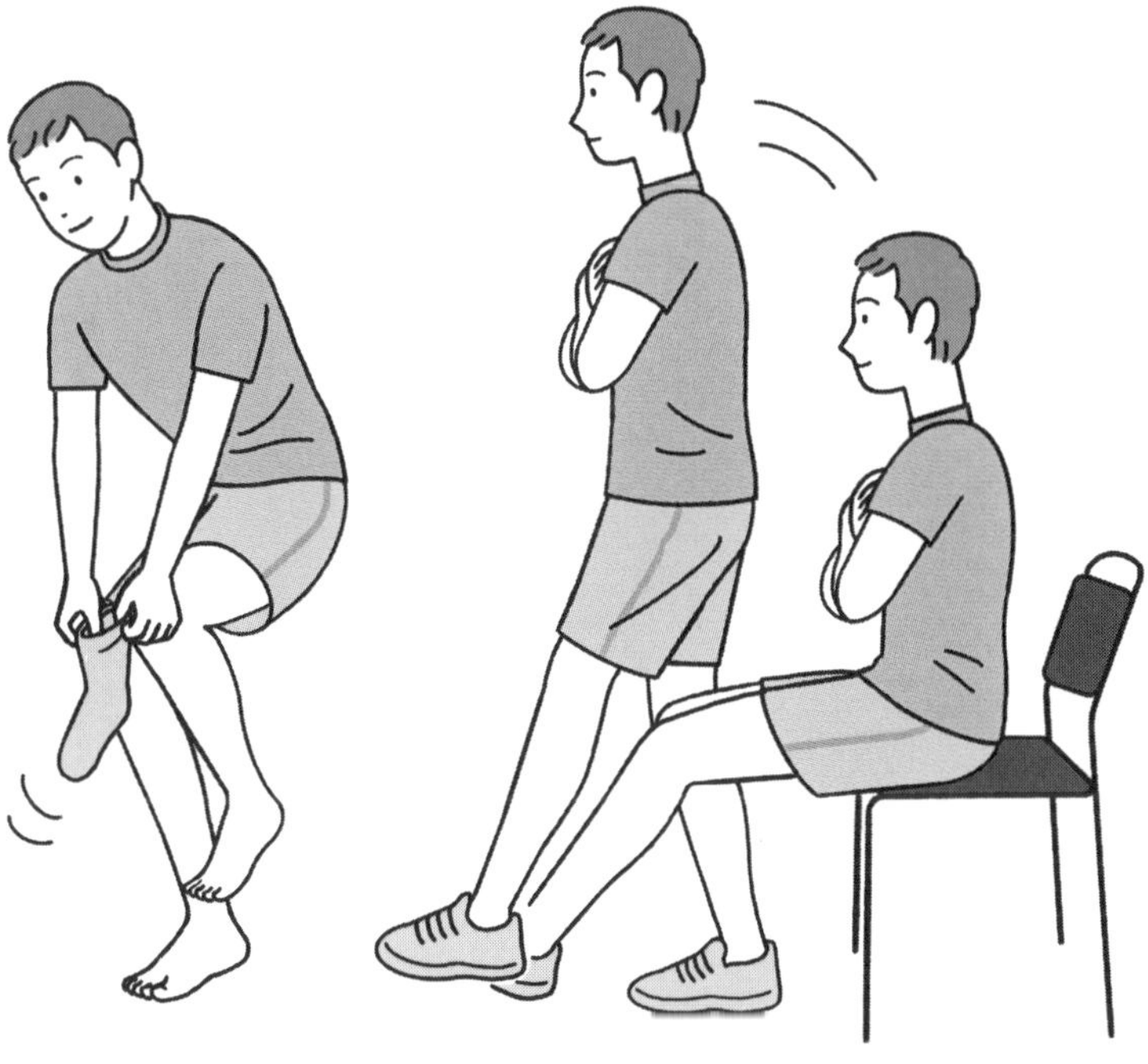

立ったまま片脚立ちになり靴下を履けるか。左右ともにやってみよう。

座った状態から、手を使わずに片脚で立ち上がれるか。台の高さは低いほど良い。70歳以上は手を使わずに両脚で立ち上がれるか。

60歳からは脚を鍛えなさい　一生続けられる運動のコツ

もくじ

1章 100歳まで歩き続ける脚をつくる

●脚の筋肉マップ　46

決定版　脚トレ

2章 脚を鍛えると病気にならない

症状別脚トレ

3章 健康寿命を延ばす生活習慣と食習慣

4章 運動の継続とやる気アップのコツ

1章

100歳まで歩き続ける脚をつくる

老化は足腰から。何もしなければ筋肉量は減少の一途

「老化は足腰から」とよくいわれます。若いときと比べて階段の上り下りが大変になるなどして、それを実感している人もいるかもしれません。

運動習慣がない人は、20歳前後をピークにして加齢とともに年に約1％ずつ筋肉量が低下していきます。**筋肉量の低下が最も顕著なのは脚**です。20歳から80歳までに脚の筋肉量は30％以上低下するという研究データもありますし、便利になり続ける現代社会で運動不足の生活を続けていれば、脚の筋肉量はあっという間に落ちてしまうでしょう。

腕の筋肉や体幹部の筋肉量は加齢とともに減少するものの、脚ほど大きく減ることはありません。**優先的に脚を鍛えなければいけない理由は、実はとてもシンプル。衰えていくスピードが速いから**なのです。

加齢に伴う上肢筋肉量の変化

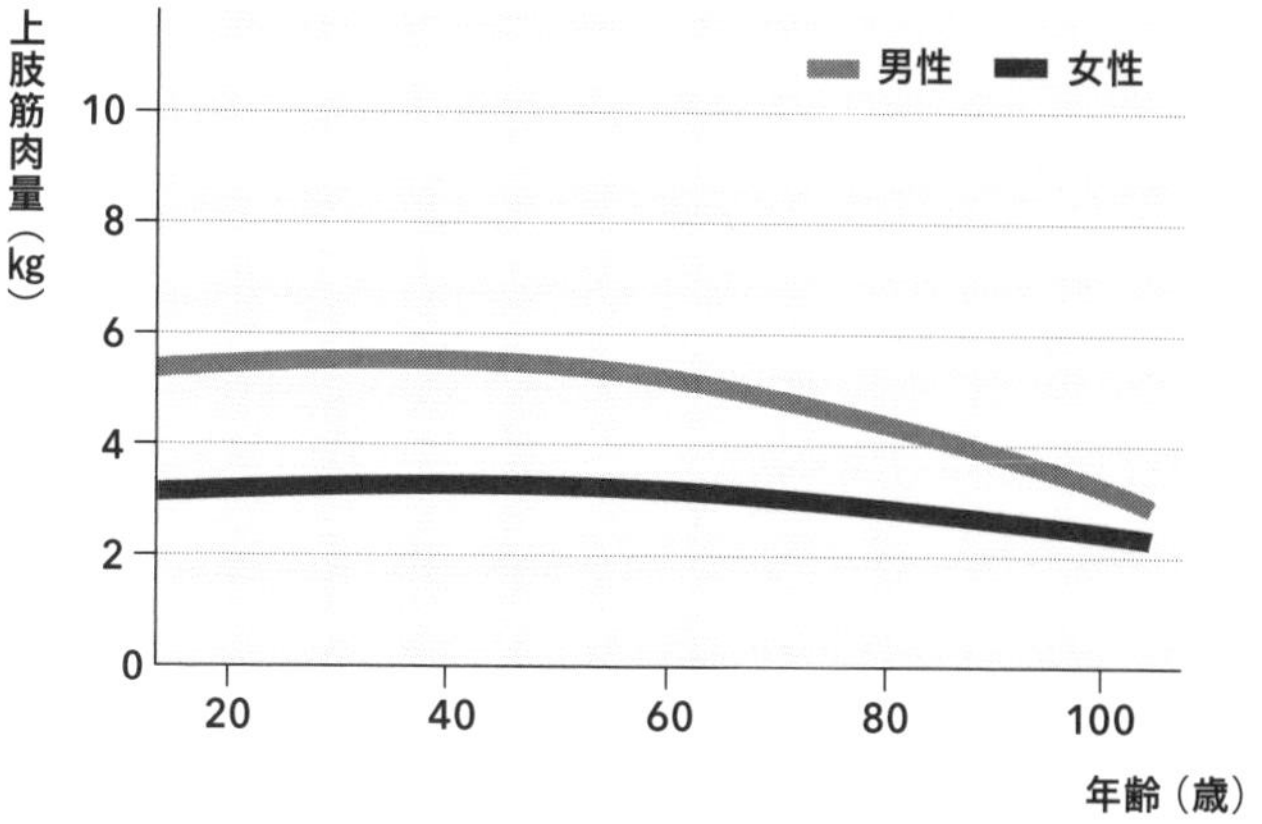

加齢に伴う下肢筋肉量の変化

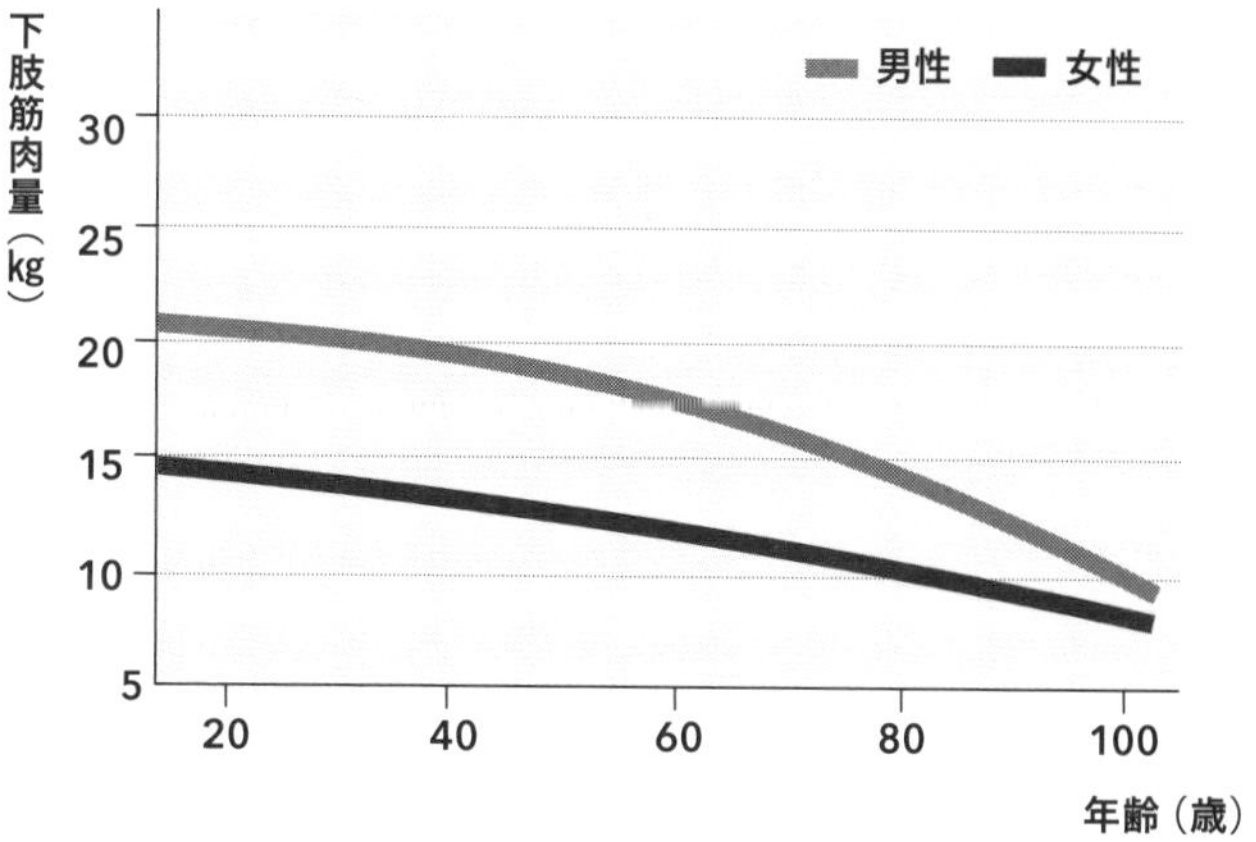

（出典）日本老年医学会雑誌　47巻1号より

ダイエットやトレーニングは、テレビなどのメディアに取り上げられて、さまざまなものがブームになったりもします。たとえば、少し前には体幹トレーニングが流行したことがありました。運動習慣を身につけるために、体幹トレーニングを始めるのは決して悪いことではありません。今まで体をまったく動かしていなかった人がストレッチを始めるのも素晴らしいことです。

しかし、**将来要介護にならないことや、体の健康維持を考えるならば、まず鍛えなければいけない部位は脚**なのです。

◆筋肉は使わなければ減る

運動習慣がないと筋肉量が加齢とともに低下するという話をしましたが、これは決して筋肉量の低下の原因が加齢にあるということではありません。**筋肉は年をとったから減るのではなく、使わないから減る**のです。

私はフィジカルトレーナーとしての指導の現場で、年齢よりも運動不足のほうが、筋肉の衰えに大きな影響があることを日々実感しています。運動習慣がなく、体を細く保つためにカロリー制限をしているとある10代後半の女性のモデルさんは、腕立て伏せがまったくできませんでした。その一方で、定期的にトレーニングをしている60代の女性が平気で腕立て伏せを続ける姿もたくさん見てきました。筋肉を衰えさせないためには、筋肉を使うことが大切なのです。

筋肉は全身のさまざまな組織の中で、最も新陳代謝が活発な組織です。筋肉は常に分解と合成を繰り返していて、およそ2か月ですっかり新しいものに入れ替わります。運動不足で筋肉を使わないでいると、分解されるほうが合成されるほうを上回るため、どんどん痩せ細っていきます。

たとえば、片脚を骨折して、ギプスで固定した生活をしばらく続けたとしましょう。ギプスをした経験がある人ならおわかり頂けると思いますが、骨折が治ってギプスを外すと、骨折をして動かせなかったほうの脚は、健康な脚と比べて明らかに細くなっています。運動不足で筋肉量が減るのは、これと同じ仕組みです。

2020年の春、新型コロナウイルスの影響による緊急事態宣言の発令がありました。外出自粛の要請もあり、私たちのパーソナルトレーニングのジムの会員の方たちも、数か月から半年ほどジムを休んでいました。

ジムを休んでいる間、自宅で運動をしていなかった人も多く、その期間が長かったため、トレーニングの再開時にフィジカルチェックをやり直しました。もちろん個人差はあるのですが、**平均して筋肉量が2キログラム減少し、体重は1キログラム増えていました。**トレーニング経験のある人なら理解して頂けると思うのですが、2キログラム筋肉を増やすのはなかなか大変なこと。年単位のトレーニングが必要です。それがしばらく運動を休んでいる間に落ちてしまっていたのです。

ジムに来ていなかったとはいえ、仕事や家事などをして普通に生活を送っていたわけです。外出を控え、運動をする機会が少なくなると、こんなに筋肉量が減ってしまうのかと私も驚きました。

体重だけを見ると数か月から半年の間に1キログラム増えただけ。運動をしていなかったのにほとんど太らなかったと思うでしょう。しかし、実際には筋肉量が大きく減少し、脂肪が増えているということです。つまり、もし今のあなたが若い頃と体重が変わっていなかったとしても決して安心できないということ。運動不足の状態が続いているのであれば、必ず筋肉量は減っています。

体重が減っても筋肉量が減少していれば喜ばしいことではないのです。

どうして脚が衰えてしまうのか

どうして腕や体幹部などと比べて脚の筋肉量が減りやすいのか。その理由は、**下半身には自らの体重を支えて移動するために必要な、大きくて強い筋肉が集まっている**からです。「大きくて強い筋肉なら衰えにくいのでは？」と思うかもしれません。もう少し詳しく説明していきましょう。

筋肉を強く大きくするためには、一定以上の負荷をかけなければいけません。専門的には過負荷の原則と呼ばれるのですが、**大きくて強い筋肉を鍛えるには、それに応じた大きな負荷が必要**ということ。筋力は基本的に筋肉の断面積に比例するのですが、太ももと腕を比べれば一目瞭然、太ももは大きくて強いので、その筋肉量を維持するためには大きな負荷を与えなければいけないのです。

一度自分の日常生活を振り返ってみましょう。あなたは日常生活の中で、どれだけ脚に負荷をかけているでしょうか。

まずは通勤。地方在住の人だと自動車通勤という人も多いでしょう。当然ながら自動車の運転では脚にほとんど負荷を与えることはできません。**駅近に住んでいて電車通勤、電車内ではなるべく座っている、こんな人も脚への負荷はほぼありません。**最近はテレワークが推奨されるようになり、限られた日しか通勤していないという人もいるでしょう。テレワークではもちろん脚に負荷をかけることはできません。

仕事はどうでしょう。デスクワークが中心の方、ドライバーの方は、仕事中に脚に必要な負荷をかけるのは難しいと思います。

「はじめに」にも書きましたが、現在の世の中はとても便利になっています。買い物はインターネット上で済ませることができますし、床掃除はロボットに任せることができます。昔の人たちから見ればもしかしたらそれは夢のような生活かもしれませんが、その分、**脚に負荷を与えるチャンスが減っている**ともいえます。

便利さに頼った生活を送っているとどれだけ運動量が低下するのか。20代の知人男性に1週間の歩数を計測してもらいました。彼はメーカー勤務で都内在住。ワンルームマンションで1人暮らしをしています。運動経験がなく、趣味はゲームです。

1週間後、歩数のデータを見て、私は驚愕しました。1日の平均歩数がわずか

200歩だったのです。そんな歩数で生活が成り立つのか、彼に詳細を確認しました。テレワークが可能な職種だったため、平日はずっと自宅で仕事をしていたそうです。ベッドから仕事用のデスクまではたったの1歩。トイレまでは4歩。最も歩数を要するのは食事のとき。それも3食デリバリーなので、玄関までの十数歩だったそうです。土日は趣味のゲームに興じて、買い物はネットで済ませているので、ATMにお金をおろしに行く必要すらありません。ほとんど外に出ることなく、生活が成り立ってしまっているのです。

彼はまだまだ若いのに、日頃から腰が痛い、膝が痛い、肩がこるとよく言っていたのですが、この運動量ならそれも頷《うなず》けます。学生時代は体育の授業や通学などで確保されていた**最低限度の活動量すらなくなってしまい、急速に筋肉量が低下してしまっている**のだと思います。

極端な例だと思われるかもしれませんが、決してそんなことはありません。便利な社会で生きるということは、知らず知らずのうちに体を衰えさせている可能性が高いのです。特に脚に関しては、意識的にトレーニングする時間を設けないと誰でも簡単に衰えてしまうのです。

ウォーキングだけで脚は鍛えられない

ウォーキングはとても体に良い運動です。2020年の外出自粛期間中も屋外でのウォーキングやランニングは推奨されていたことからも明らかでしょう。歩くだけなら専門家に教わらなくてもできますし、整形外科的な疾患がなければ長時間続けても問題ありません。ランニングのように負荷が高くないので、運動経験がない人、長年運動から遠ざかっている人が始める運動としてもおすすめです。時間も場所も選びませんし、1人でもできるので、生活の中に取り入れやすいのもウォーキングの魅力です。

息が少し上がる程度のペースで歩く、キビキビとしたウォーキングであれば、脂肪燃焼効果も十分に見込めます。最初は5分や10分で構いません。ウォーキングを始めれば、体を動かすことの気持ちよさを実感できると思いますし、体の動きも少しずつ良くなり、体力も向上するでしょう。

しかし、ウォーキングをしていれば脚を十分に鍛えられるかというと、残念ながら答えはノーです。

前にも述べましたが、お尻や太ももなど下半身の筋肉はとても大きく強いもの。鍛えるためには、大きな負荷が必要です。筋肉量が大きく低下してしまっている人であれば、初めのうちに少し筋肉量が増えることもありますが、**効率よく下半身の筋肉量を増やすにはウォーキングでは負荷不足**なのです。

筋肉量を増やすためには、最低限、その部位に少しきついなと感じる程度の負荷をかける必要があります。楽々できる運動では負荷が足りません。たとえば毎日2キログラムの荷物が入った手提げ鞄を持って通勤をしている人が、500グラムのダンベルを持ってトレーニングをしてもほとんど効果はないのです。

既にウォーキングを習慣にしているという人には、ぜひそのまま続けて頂きたいのですが、同時にそれだけでは脚の筋肉量を増やすことはできないということを頭に入れておいてください。

もし、**ウォーキングをトレーニング効果のあるものにしたいのであれば、コースの中に歩道橋などの階段のある場所を入れる**といいでしょう。

ロコモティブシンドロームはこれからも増え続ける⁉

筋肉や関節、骨などの運動器が衰え、日常動作がスムーズにできなくなり、要介護のリスクが高まる状態を指す、ロコモティブシンドローム（通称ロコモ）。今現在、75歳以上の約3人に1人が要介護（要支援）認定者だといわれていますが、その下の世代も他人事ではありません。

現在40代の人は、自分が介護されるという話を聞いてもピンとこないかもしれません。むしろ、親の介護を心配する人が大半でしょう。50代は、体力の衰えを感じている人も増えてくる頃でしょうか。それでも大きな病気や怪我を経験していなければ、寝たきりになる自分を想像できる人は多くないかもしれません。

しかし、親世代の心配ばかりしている場合ではありません。現在の70代以上の人たちは、現在ほど便利でない時代を過ごしてきた世代です。今の40代と比べれば、はるかに体を動かす生活をしていたはずですから、特別な運動習慣がなかったとしてもそれなりに筋肉の貯蓄があります。それでも要介護（要支援）となる人がたくさんいるわけです。**便利な世の中で長く生活している若い世代は親世代よりも要介護、寝たきりになるリスクが高い**ことを頭に入れておきましょう。

サルコペニアという言葉をご存知でしょうか。サルコペニアとは加齢や疾患などによって筋肉量が減少し、握力、下肢筋、体幹筋など全身の筋力低下が起こること。または、歩くスピードが遅くなる、杖や手すりが必要になるなど、身体機能の低下が起こることを指し、健康で長く生きるために、なるべくその状態に陥らないように注意するべきものとされています。

その要因には身体的活動不足、運動の減少、慢性の炎症、ストレスの増加、障害、ホルモン分泌量の変化、ＤＮＡの損傷などが挙げられているのですが、これらの多くは自分自身で予防できるものです。

ロコモティブシンドロームやサルコペニアを避けるためには、脚を鍛えることが不可欠。元気なうちからコツコツと取り組んでいきましょう。

衰える↓疲れるから動かない↓さらに衰えるのスパイラルに注意

フィジカルトレーナーの仕事をしていて「年齢や体の衰えを感じるのはどんなときですか?」という質問をすると、次のような回答がよく返ってきます。

「シワや白髪が増えた」「老眼が進んだ」「疲れやすくなった」「肩こりや腰痛に悩まされるようになった」「体形が変わった（太った、太りやすくなった）」。みなさんもこれらを感じることがあるでしょうか。

この5つの回答のうち「疲れやすくなった」「肩こりや腰痛に悩まされるようになった」「体形が変わった」の3つは、筋肉量の低下に関係している可能性が大いにあります。**〝年のせい〟だと思っていることの多くが、実は加齢が原因ではなく、筋肉量の低下にある**ということです。

「電車やバスの車内で立っているとすぐに疲れてしまう」「大変なので歩くのが億劫

になった」「疲れたくないから階段を避けている」。もしそんなふうに感じているとしたら、あなたの脚は衰え、筋肉量が減っている可能性が高いと思います。

疲れるから立たない、歩かない、階段を使わない。こんな生活を続けていると、脚の筋肉量はますます減少していくでしょう。筋肉量が減ると、基礎代謝量が低下します。**筋肉が1キログラム減ると、1日の基礎代謝量はおよそ50キロカロリー落ちる**といわれています。基礎代謝量が落ちるということは、太りやすくなるということ。筋肉量が減る前と同じ食生活を続けていれば、体脂肪が増加し体重も増えるでしょう。

筋肉量が減り、体重が増えるとどうなるか。今までよりも少ない筋肉量で、今までよりも重くなった体を支えなくてはならなくなります。

電車やバスの車内で立つこと、歩くこと、階段を上ることが、今までよりも疲れる作業になるということです。

衰える→疲れるから動かない→さらに衰える。この負のスパイラルに陥ってしまうと、脚の衰えが一気に進行してしまいます。筋肉は使わないと減ってしまうことを肝に銘じておきましょう。

〝脚が細い〟は嬉しいことじゃない

女性にとって〝脚が太い〟ことは体の悩みの1つになっているようです。私たちのパーソナルトレーニングのジムにも脚を細くしたいという女性がやってきます。また、脚が太くなってしまうのが嫌でトレーニングやランニングを避けているという人もよく見かけます。

トレーニングやランニングをしている人にはご理解頂けると思いますが、運動で脚を太くするというのはそんなに簡単なことではありません。競輪選手や短距離ランナーのように、お尻や太ももの筋肉がとても重要な競技に打ち込んでいるアスリートが毎日必死の努力をして、なんとか太くなるというレベルです。ランニングで脚が筋肉ムキムキの丸太のような太さにならないのは、お正月の箱根駅伝を走る選手たちの脚を見れば明らかでしょう。

そして、女性の場合、男性とは異なり筋肉を大きく肥大させる男性ホルモンの割合が少ないので、健康維持のための運動レベルでは脚がムキムキになることはありません。**脚が太くなることを恐れて運動しないのはナンセンス**です。

脚の太さは骨格に左右される部分もありますが、基本的には筋肉と脂肪のバランスです。大きく分けると、筋肉量があって脂肪が少ない脚、筋肉量がなくて脂肪がついている脚、筋肉も脂肪もついている脚、筋肉も脂肪もほとんどない脚があります。

筋肉量がなくて脂肪がついている脚や、筋肉も脂肪もない脚でも、見た目の印象がスラリとしていると女性の憧れの対象になっていたりしますが、それらは決して理想的ではありません。**生涯健康でいること、要介護・要支援にならないことを考えるのなら、避けるべきは細い脚**です。特に高齢者の脚が細くなるということは、多くの場合、筋肉が減ってしまった結果であることがほとんど。脚が細くなったと喜んでいられる事態ではありません。

目指したいのは、筋肉量があって脂肪が少ない脚です。ただただ細いだけの脚は、人生100年時代を迎えた今、ある意味で時代遅れともいえるかもしれません。それなりにボリュームがあり、筋肉のラインがしっかりと見えるような脚こそが、健康の証。美しく、かっこいい脚なのです。

脚のことをもっと知ろう

健康寿命を延ばすために欠かせない脚の筋肉。「はじめに」にも書きましたが、脚の衰えは、さまざまなトラブル、疾患の原因になります。糖尿病、変形性膝関節症、骨粗しょう症、認知症などは、脚の衰えが原因で引き起こされることがあります。

もちろん、立つ、歩く、しゃがむといった日常動作をスムーズに行うには脚の筋肉が不可欠ですから、脚が衰えるということは自立した生活に支障が出るということにもなります。そして私たちは、普通に暮らしているだけだと脚が衰えてしまうとても便利な世の中を生きています。長く健康で暮らしたいのなら、運動をして脚を鍛えなければいけません。

その鍛えなければいけない脚のことを、みなさんはどの程度知っているでしょうか。太ももの筋肉がどんな働きをしているのか、お尻の筋肉の役割は何か、階段を上るのが辛くなったのは脚のどの部分が衰えたからなのか、脛《すね》の筋肉や足の裏の筋肉は何の役に立っているのか、ご存知でしょうか。

もちろん、専門家のように詳しく知っている必要はありません。しかし、脚のことを知れば、運動への意欲が高まるはずです。エクササイズをしているときも、**どこの筋肉に効かせることを目的にしたものなのかが、しっかりと理解できて、より正しいフォームで取り組める**でしょう。

そして脚のことを深く知れば、自分の脚のどの部分が特に衰えている部位なのかも、見当がつくようになるはずです。衰えている部位を認識できれば、その部分を鍛えるエクササイズへのモチベーションが高まり、継続しやすくなることもあるでしょう。

48ページから、脚の筋肉について紹介しています。少し覚えにくい筋肉名なども出てくるかもしれませんが、それらを覚えなくてはいけないわけではありません。自分の体を支えている脚に興味を持ってほしいのです。

興味が持てれば鍛えることがより楽しくなりますし、実際に筋肉量が増えたとき、鍛えた部位が強くなったとき、喜びも大きくなるでしょう。

運動が続かない、運動が苦手、運動経験がないという人にこそ、脚のことを知ってもらいたいなと思います。

脚の筋肉マップ

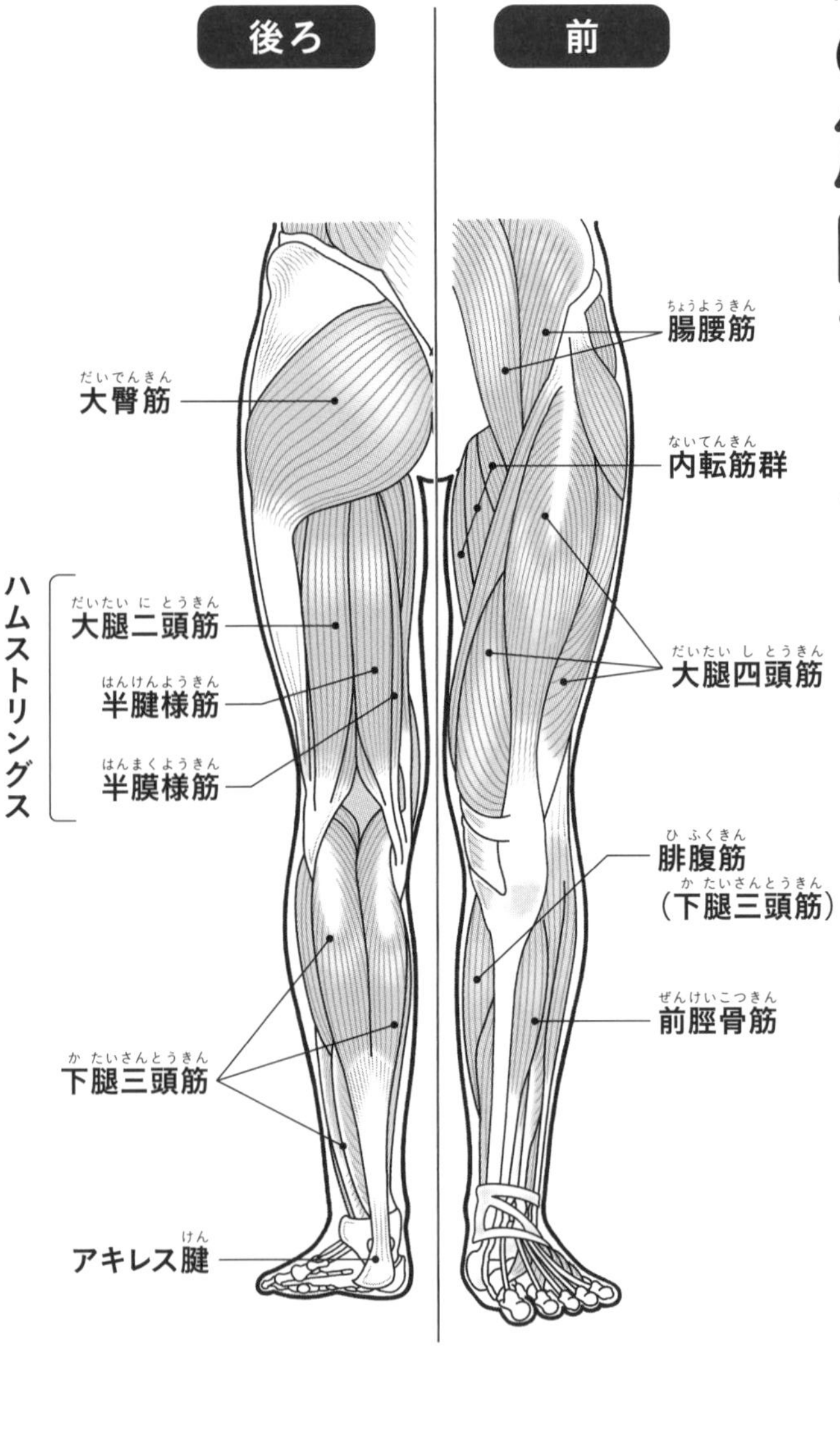
後ろ
前
大臀筋《だいでんきん》
ハムストリングス
大腿二頭筋《だいたいにとうきん》
半腱様筋《はんけんようきん》
半膜様筋《はんまくようきん》
下腿三頭筋《かたいさんとうきん》
アキレス腱《けん》
腸腰筋《ちょうようきん》
内転筋群《ないてんきん》
大腿四頭筋《だいたいしとうきん》
腓腹筋《ひふくきん》
（下腿三頭筋《かたいさんとうきん》）
前脛骨筋《ぜんけいこつきん》

横

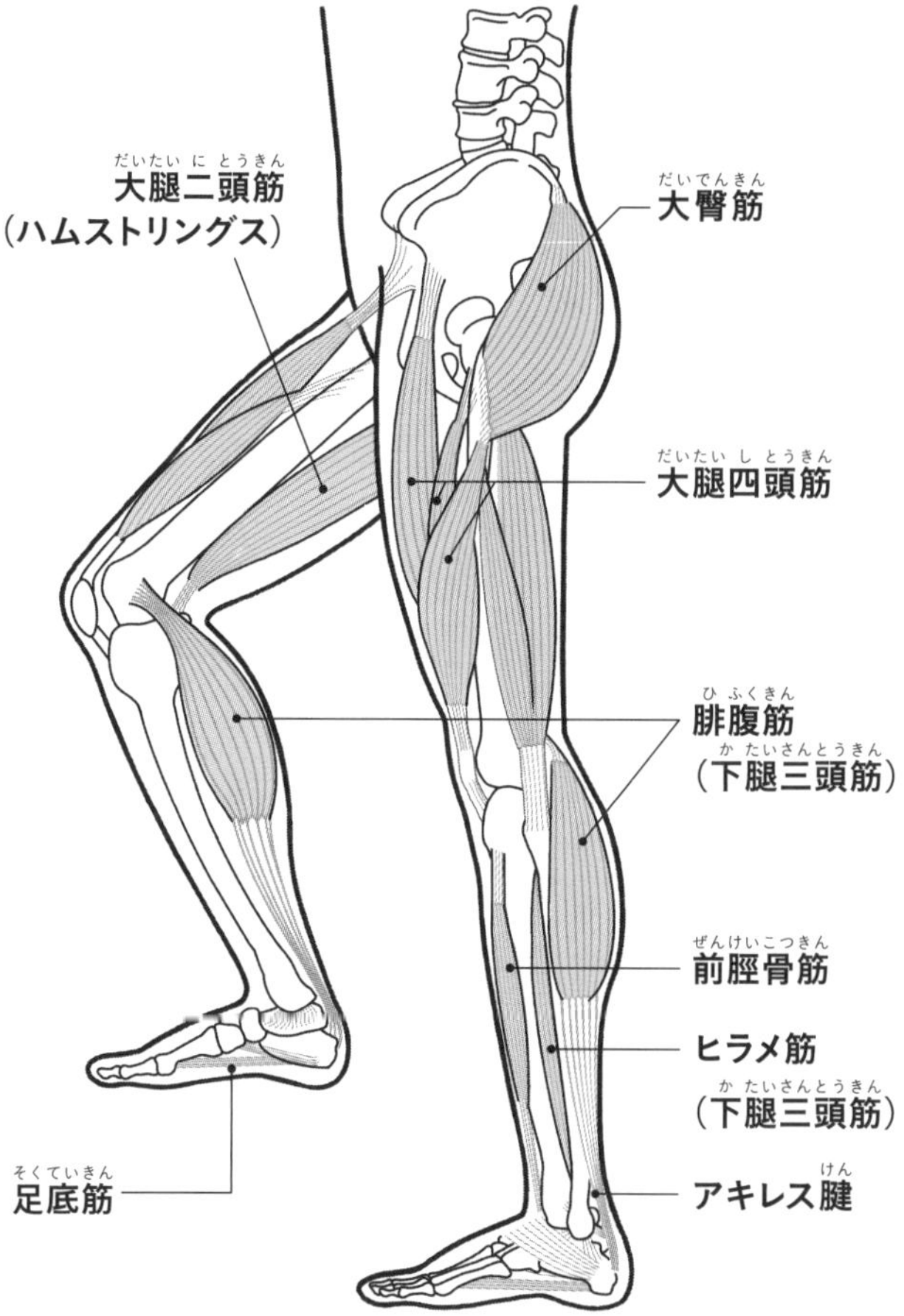
大腿二頭筋《だいたいにとうきん》
（ハムストリングス）
大臀筋《だいでんきん》
大腿四頭筋《だいたいしとうきん》
腓腹筋《ひふくきん》
（下腿三頭筋《かたいさんとうきん》）
前脛骨筋《ぜんけいこつきん》
ヒラメ筋
（下腿三頭筋《かたいさんとうきん》）
足底筋《そくていきん》
アキレス腱《けん》

大腿四頭筋【だいたいしとうきん】

太もも前側の大きな筋肉群
股関節、膝の動きに関わる

この筋肉

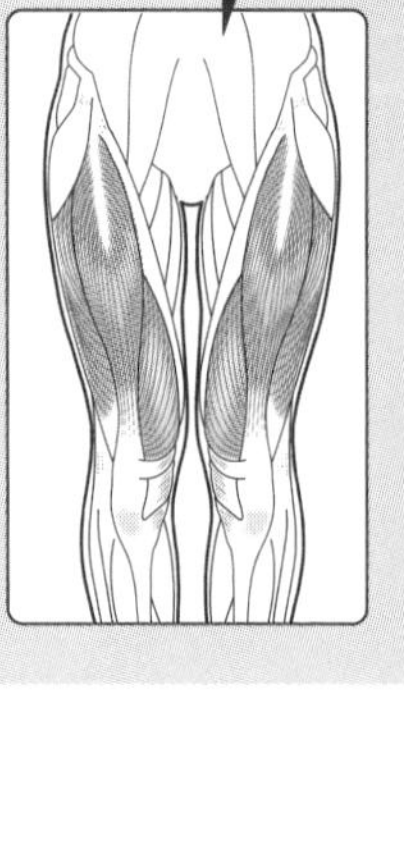

太ももの筋肉は、大きく前面、後面、内側の3つの筋肉群に分けられます。前面にある筋肉は大腿四頭筋と呼ばれています。大腿四頭筋は1つの筋肉ではなく、外側広筋《がいそくこうきん》、内側広筋《ないそくこうきん》、中間広筋《ちゅうかんこうきん》、大腿直筋《だいたいちょっきん》という4つの筋肉の総称です。

太ももの前面を見て、触ってみれば、筋肉図を見なくとも想像できるかと思いますが、大腿四頭筋はとても大きな筋肉です。大腿四頭筋が衰え、小さくなれば基礎代謝量が低下し、太りやすい体になってしまいます。

また、立つ、歩くといった動作でたくさんエネルギーを消費してくれる筋肉でもあります。大腿四頭筋が大きな人は、それだけで太りにくいということです。

大腿四頭筋は下半身を支える重要な筋肉です。外側広筋、内側広筋、中間広筋は、大腿骨から膝蓋骨《しつがいこつ》（膝のお皿）を通って、脛骨へと延びています。これらは、膝を伸ばす動作を行う際の主導筋として働く筋肉で、外側広筋はつま先を内側に向けたとき、内側広筋はつま先を外側に向けたとき、その貢献度が高くなります。

日常動作でいえば、**椅子から立ち上がろうとするときや、歩行時に脚を前に振り出すときに大腿四頭筋が使われます。**つまり、大腿四頭筋が衰えると、これらの動作に支障が出るということです。また、**膝関節を支える筋肉でもあるので、大腿四頭筋の筋力が低下すれば、当然、膝関節は不安定になります。**膝関節が不安定になれば、膝を痛めるリスクが高くなりますし、慢性的に膝に不安を感じるようになると運動へのモチベーションが低下してしまうので注意が必要です。

膝に痛みを感じたり、膝を伸ばす動作や太ももを高く上げる動作にやりにくさやきつさを感じた場合、大腿四頭筋が衰えている可能性が高いということです。

若いときと比べて、椅子やソファなどから立ち上がるのが辛くなった、階段を上るのが大変になったと感じたら、明らかな衰えのサインです。

脚トレ　レベル★☆☆→66ページ　レベル★★☆→70ページ　レベル★★★→74ページ

ハムストリングス

太ももの裏側の大きな筋肉群 鍛えにくく衰えやすい

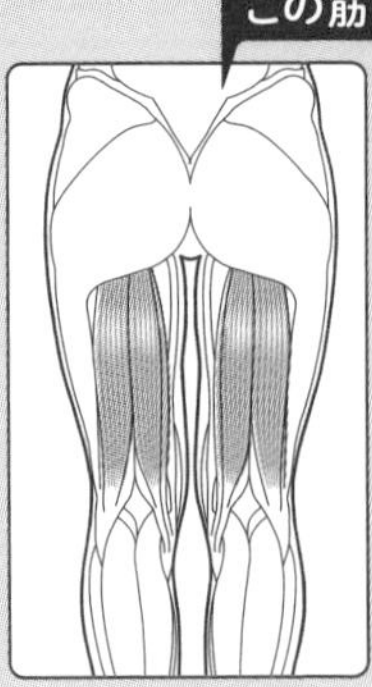

太ももの後面、大腿四頭筋の裏側に位置する筋肉は、ハムストリングスと呼ばれています。ハムストリングスは1つの筋肉ではなく、大腿二頭筋《だいたいにとうきん》、半腱様筋《はんけんようきん》、半膜様筋《はんまくようきん》という3つの筋肉の総称です。

大腿二頭筋は、その名前からイメージできるかもしれませんが、起始部が2つに分かれています。1つは骨盤の坐骨結節と呼ばれる部分で、もう1つは大腿骨です。ここから膝関節を越えて腓骨へと延びています。ハムストリングスの中では、最も外側に位置する筋肉でもあります。半腱様筋、半膜様筋は骨盤の坐骨結節から脛骨へと延びていて、半膜様筋は半腱様筋の下層に位置しています。

ハムストリングスと総称される筋肉はどれも、股関節と膝関節、両方の関節の動きに関与しています。膝を曲げる動作、股関節を伸ばす動作を行う際に主導筋として働きます。大腿四頭筋の役割とは真逆ということですね。**歩くときや走る際に足を後ろに蹴り出す、ふくらはぎを臀部に引きつけるといった動きの際に活躍するのがハムストリングス**です。

大腿四頭筋と同じく、ハムストリングスも大きな筋肉群です。ハムストリングスの衰えは、基礎代謝量の減少にも大きく影響します。ハムストリングスを鍛えることは痩せやすく、太りにくい体をつくるためにも有効だということです。

日常的に大きい力を発揮する場面が多い大腿四頭筋と比較すると、**ハムストリングスは衰えやすい筋肉**でもあります。普段、あまり運動をしないでいると、大腿四頭筋とハムストリングスの筋力差が大きくなります。そして、突然、スポーツなどで強い負荷をかけるとハムストリングスが肉離れを起こすことがよくあります。

久しぶりに草サッカーをした際、子どもの運動会でリレーを走った際などにハムストリングスの肉離れを起こす人がいますが、これは加齢が原因ではなく、ハムストリングスの衰えが理由であることが多いのです。

脚トレ　レベル★☆☆→66ページ　レベル★★☆→70ページ　レベル★★★→74ページ

大臀筋【だいでんきん】

お尻の筋肉は骨盤の安定に欠かせない

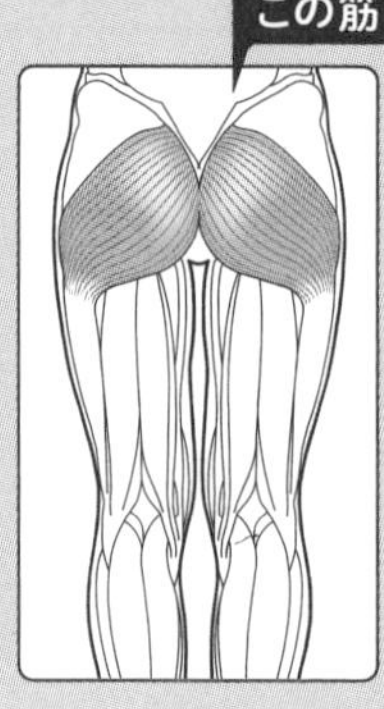

お尻の筋肉を構成しているのは大臀筋、中臀筋、小臀筋の3つ。最も大きく、最も表層にあるのが大臀筋です。

大臀筋は腸骨と仙骨、尾骨を起始として、大腿骨、腸脛靱帯へと延びています。主に太ももを後ろに振る動き（股関節の伸展）の主導筋として働き、股関節の外旋、外転、内転といった動きにも関係しています。日常動作でいえば、**自転車のペダルを踏み込むとき、ジャンプをするとき、足を後方に蹴り出して走るとき、階段を上るときなどに大きな力を発揮する筋肉**です。短距離を爆発的なスピードで走るスプリンターや、競輪の選手は大臀筋がとても発達しています。

大臀筋は骨盤を支え、良い姿勢を保つのにも役立っています。つまり**大臀筋の衰えは、骨盤の不安定さ、姿勢の悪化につながる**ということです。

また、大臀筋は大きな筋肉なので、鍛えて筋肉量を増やすことで基礎代謝量のアップが見込めます。ヒップアップにもつながるので、お尻のたるみが気になってきたという人は、ぜひ鍛えてみてください。

中臀筋は腸骨から大腿骨へと延びる筋肉。大臀筋の外側、深層に位置し、多くの部分が大臀筋に覆われています。小臀筋は中臀筋よりもさらに深層にあり、中臀筋と同じように腸骨（中臀筋よりも起始は下部）から、大腿骨へと延びています。

中臀筋、小臀筋の基本的な役割は同じ。太ももを横方向に振る動き（股関節の外転）の主導筋として働き、股関節の外旋、内旋にも関与します。

日常動作では、**片脚立ちになってバランスをとるときに骨盤を支えているのが中臀筋。**スポーツの動作では、スケートで足を横方向に蹴り出す際に中臀筋が働きます。

歩くとき、走るとき、階段を上るとき、下りるとき。日常生活の中に片脚立ちになる瞬間というのは、短時間ではありますが、たくさんあります。中臀筋、小臀筋が衰えるということは、これらの動作が不安定なものになってしまうということです。

脚トレ　レベル★☆☆→66ページ　レベル★★☆→70ページ　レベル★★★→74ページ

腸腰筋【ちょうようきん】

座る時間が長い人はとても衰えやすい腸腰筋

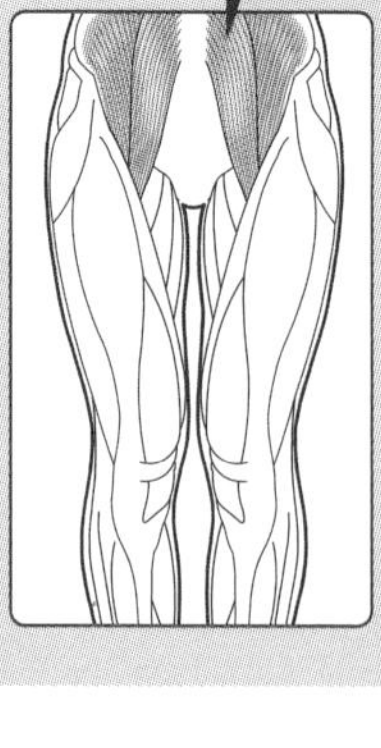

腰椎を起始として腸骨の中を通り、大腿骨の内側へと延びる大腰筋《だいようきん》。腸骨の内面を起始として大腿骨の内側につく腸骨筋《ちょうこつきん》。大腰筋と腸骨筋は大腿骨につく部分で合流していることもあり、合わせて腸腰筋と呼ばれています。

歩くときに太ももを持ち上げるのが腸腰筋の大きな役割。特に階段を上るとき、何かをまたぐときなど、太ももを高く持ち上げる必要があるときにたくさん働く筋肉です。スポーツのシーンであれば、走る、ボールを蹴るといった動作に深く関係しています。学生時代に運動部に所属していた経験がある人にはおなじみかもしれませんが、ニーアップ（腿上げ）は、まさに腸腰筋を鍛えるためのトレーニングです。股関節の屈曲動作への貢献度が高く、強い力を発揮する腸腰筋は、アスリートのパフォーマンスに大きな影響を与える筋肉でもあります。

また、腰椎と大腿骨をつなぐ腸腰筋は、**上半身と下半身の連動**という重要な役割も果たしています。立つ、歩くといった動作をする際に正しい姿勢を維持するには、腸腰筋がしっかりと働く必要があります。

そして腸腰筋は、日常的に運動をしていないととても衰えやすい筋肉でもあります。2011年にオーストラリアの研究機関が調査したものですが、**日本人は世界一座っている時間が長く、1日平均7時間座っているという研究報告**があります。

椅子やソファに座っているとき、腸腰筋はほとんど使われませんから、運動習慣がなくデスクワークが長い人は、知らず知らずのうちに腸腰筋が衰えている可能性大。サンダルやスリッパをよく履くという人も注意が必要です。サンダルやスリッパはかかとが包まれていないので、それらを履いて歩くと、自然と足を引きずるような歩き方になります。**足を引きずるような歩き方は、腸腰筋をあまり使いません。**腸腰筋を衰えさせないためには、スニーカーやかかとのあるルームシューズを選びましょう。

脚トレ　レベル★☆☆ ↓ 66ページ　レベル★★★ ↓ 74ページ

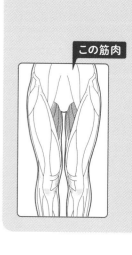

内転筋【ないてんきん】

高齢者に多く見られるO脚は内転筋群の衰えが原因

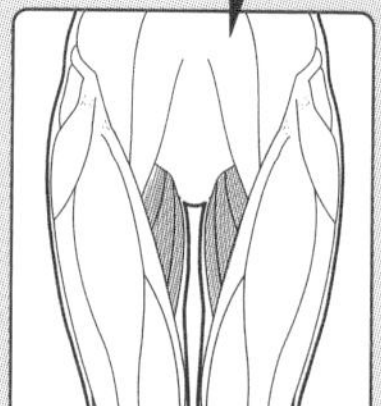

太ももの内側にある筋肉を総称して内転筋群と呼びます。内転筋群の中には、恥骨から脛骨に延びて、股関節、膝関節の動きに関与する薄筋《はっきん》、恥骨・坐骨から大腿骨に延びる内転筋群の中では最大の筋肉である大内転筋《だいないてんきん》、大内転筋の前側にある長内転筋《ちょうないてんきん》、腸腰筋の内側にあり、内転筋群の中では最も高い位置にある恥骨筋《ちこつきん》、恥骨筋と長内転筋の深層に位置する短内転筋《たんないてんきん》などがあります。

名前から想像できる通り、内転筋群の主な役割は股関節の内転動作です。**両膝をつけてまっすぐに立つ、歩くときにガニ股にならないようにするときなどに働いています。**スポーツのシーンであれば、サッカーでボールをインサイドキックで蹴るとき、乗馬で馬の胴を脚で挟むとき、水泳の平泳ぎのキックの際などに使われます。

また、メインの働きではないものの、内転筋群は歩くときや走る際の脚のスイング動作を補助していますし、骨盤、股関節の安定にも欠かせません。

必ずしもそうなるというわけではありませんが、内転筋群が衰えると股関節を支えている筋肉のバランスが崩れてO脚になりやすくなります。**高齢者にO脚の方が目立つのはおそらく内転筋群が衰えてしまっているから**です。

O脚は、見た目の印象が悪くなるだけではなく、股関節、膝や足首などの関節に負担がかかり、変形や痛みを引き起こす原因にもなるので注意が必要です。

椅子などに座ったときに膝が自然に開いてしまい、閉じた状態をキープするのが辛いという人は、内転筋群が衰えている可能性が高いといえます。

もしかしたらあなたのO脚や、膝痛、股関節の動かしにくさは内転筋群の衰えに原因があるかもしれません。

日常生活の中では、**立つとき、歩くときにガニ股にならないように気をつける。デスクワーク中や、電車やバスの座席に座っているときなどに、膝を閉じるようにする。**これを徹底するだけでも内転筋群の衰えの予防になるでしょう。

脚トレ　レベル★☆☆→66ページ　レベル★★☆→70ページ　レベル★★★→74ページ

前脛骨筋【ぜんけいこつきん】

脛の筋肉が衰えると躓《つまず》きやすくなる

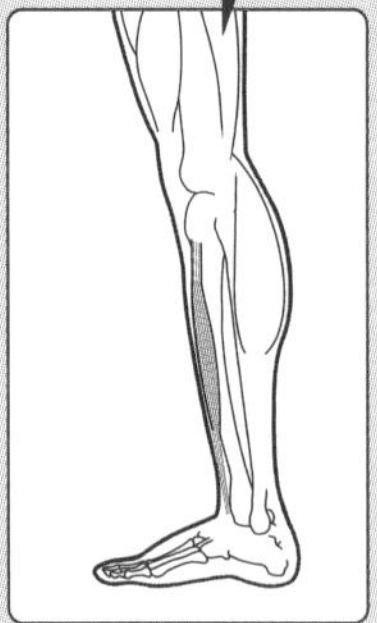

脛の外側に位置する前脛骨筋は、つま先を持ち上げる動作（足関節の背屈）の主導筋として働く筋肉です。また、拮抗筋にあたるふくらはぎの下腿三頭筋とともに足関節を支える役割も果たしています。

普段あまり意識していないかもしれませんが、**つま先を持ち上げるという動作は人間が歩くときに自然と行っている動作**です。

ランニングをする人がよく悩まされる怪我の1つに、シンスプリントと呼ばれる脛の痛みがあります。もちろん原因は1つではないのですが、ランニング動作による脛の筋肉のオーバーユースもシンスプリントを引き起こします。

歩く、走るという動作でよく使われるということは、普段あまり歩かない人は、当然、前脛骨筋が衰えやすいといえます。また、ヒールの高い靴を履く機会が多かったり、履いている時間が長い女性も注意が必要です。

ハイヒールを履いて歩くところをイメージしてみてください。常につま先は下を向いたままですよね。前脛骨筋が働くのはつま先を持ち上げる動作ですから、**ハイヒールを履いて歩いているときは、ほとんど使われていない**のです。

前脛骨筋が衰えるとどうなるか。歩いている際に、自分が思っている以上につま先が上がらないということが起こります。すると、つま先を地面に引っ掛けてしまい、躓き、転倒をしやすくなります。

たかが躓きと侮ってはいけません。**バランス能力や骨密度が低下している高齢者は、ちょっと躓いただけでも派手に転倒して頭を打ってしまったり、脚の骨を折るなどの大きな怪我につながる可能性があります。**

もし、躓きやすくなったなと感じていたら、それは前脛骨筋の衰えのサインです。大きな怪我をする前に、前脛骨筋を鍛えていきましょう。日常的に歩く距離を延ばすだけでも衰えを予防することができます。

脚トレ　レベル★☆☆→68ページ　レベル★★☆→72ページ　レベル★★★→76ページ

下腿三頭筋【かたいさんとうきん】

ふくらはぎは第二の心臓とも呼ばれる重要な部位

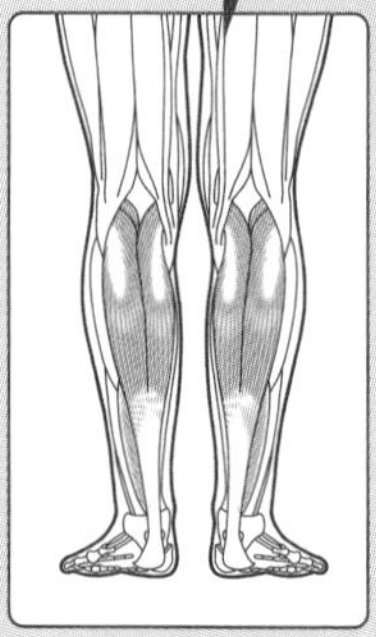

ふくらはぎの筋肉は下腿三頭筋と呼ばれ、下腿三頭筋とは腓腹筋とヒラメ筋という2つの筋肉の総称です。大腿骨からかかとに延びる腓腹筋は、膝関節と足関節の2つの関節をまたいでいます。ヒラメ筋とともに、足先を下方に振る動き（足関節の底屈）の主導筋として働きながら、膝を曲げる動作にも関係しています。腓骨からかかとに延びるヒラメ筋は、そのほとんどが腓腹筋に覆われています。

歩くときや走るとき、地面を蹴る動きをする際に働くのが下腿三頭筋。日常動作では、高いところにある物を取るときなど、つま先立ちになる際にも活躍します。

前脛骨筋が衰えるとつま先が上がりにくくなり、躓きやすくなるという話を前のページでしましたが、**下腿三頭筋の衰えも躓きやすさにつながります。**

下腿三頭筋は前脛骨筋の拮抗筋にあたります。前脛骨筋が縮めば、下腿三頭筋が伸び、前脛骨筋が伸びれば、下腿三頭筋が縮むという関係にあります。筋肉は使わないでいると、筋肉量が減るとともに、筋原線維と呼ばれるものが短くなります。筋肉の両端は骨についているので、筋原線維が短くなると関節が動かしづらくなる。いわゆる〝体が硬くなった〟という状況になります。前脛骨筋が縮んでつま先を持ち上げようとしても、下腿三頭筋が硬いせいでうまく持ち上がらないということが起こるのです。

また、ふくらはぎは第二の心臓とも呼ばれ、血流に大きく影響しています。血液を全身に送り出すのは心臓ですが、体の隅々まで栄養と酸素を送り届けた血液は再び心臓へと戻る必要があります。そこで大きな役割を果たしているのが、**ミルキングアクションとも呼ばれる下腿三頭筋の筋ポンプ作用。**下腿三頭筋を使うと、その筋肉の収縮と弛緩によって血管が圧迫され、心臓に戻る血液がスムーズに押し上げられます。

この筋ポンプ作用がうまく働いていないと、血行不良につながります。

筋肉量の維持のためにはもちろん、血液をうまく循環させるためにも、日々、意識的に下腿三頭筋を動かすことはとても大切です。

脚トレ　レベル★☆☆→68ページ　レベル★★☆→72ページ　レベル★★★→76ページ

足底筋【そくていきん】

足裏の筋肉が衰えると歩くのが辛くなる

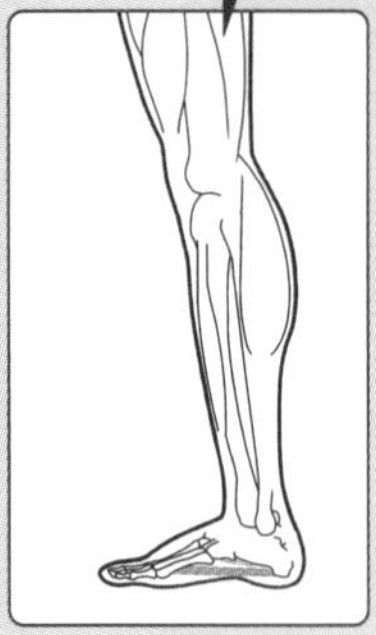

足は26個の骨で構成されていて、足の裏には短母趾屈筋《たんぼしくっきん》、短小趾屈筋《たんしょうしくっきん》、母趾外転筋《ぼしがいてんきん》、母趾内転筋《ぼしないてんきん》など、いくつもの筋肉があり、これらは足底筋群とまとめて呼ばれることがあります。

また、足の裏には足底筋膜という膜状の腱組織があり、かかとから足指のつけ根まで広がっています。

足裏には、足の外側を結ぶ外側縦アーチ、親指のつけ根から踵を結ぶ内側縦アーチ（土踏まず）、親指のつけ根と小指のつけ根を結ぶ横アーチという、3つのアーチがあります。

3つのアーチは、歩いているときなどに地面に足が接地して荷重が加わった際、着地の衝撃を緩和、吸収して足関節や膝関節、股関節の負担を軽減するという役割を果たしています。簡単にいえばクッションのようなものです。

足が地面から離れると、次の着地に備えて再びアーチがつくられるのですが、その弾力性を支えているのが足底筋膜です。

足底部の筋肉が衰えたり、柔軟性を失うとアーチの維持が難しくなります。アーチの維持が困難になるということは、**着地時の衝撃を緩衝できなくなり、足関節、膝関節、股関節の負担が大きくなる**ということです。また、アーチは衝撃緩衝だけでなく、バネの役割も果たし、歩くときの推進力を生みます。アーチが崩れるということは、推進力も失うということ。クッションと推進力を失うわけですから、歩くのが疲れやすく大変に感じるようになってしまいます。

アーチを維持するためには日頃からよく歩く必要があります。しかし、ただ歩けば良いというわけでもありません。ハイヒールやきつい革靴などを履いていると足裏の筋肉が使えないのです。

足裏を鍛えるためには裸足でいる時間を増やすことも効果的です。

脚トレ　レベル★☆☆→68ページ　レベル★★☆→72ページ　レベル★★★→76ページ

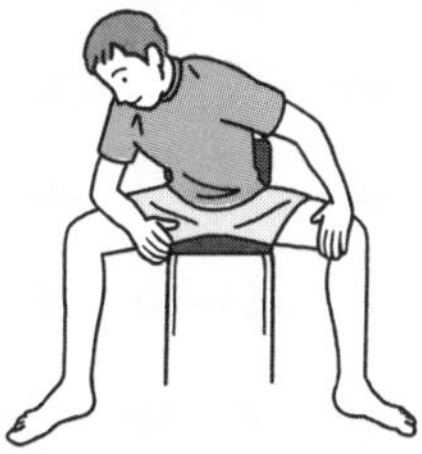

決定版
脚トレ

トレーニングの進め方

基本メニュー

1日に【膝上の脚トレ】【膝下の脚トレ】を１種目ずつ
＋【膝上／膝下のストレッチ】を行う

ライトメニュー

1日おきに【膝上の脚トレ】＋【膝上のストレッチ】、
【膝下の脚トレ】＋【膝上のストレッチ】と
交互に行う

- 裸足で行うトレーニング以外は、室内履きで行うことをおすすめします。（靴下やスリッパは滑るので危険です）
- 痛みのある方は医師の診断を受けてから行ってください。
- 医師に運動を制限されている方は行うことができません。

膝上の脚トレ ①

レベル★☆☆

鍛えられる筋肉
↓
大腿四頭筋・ハムストリングス・大臀筋・中臀筋・腸腰筋・内転筋

◆レッグリフト

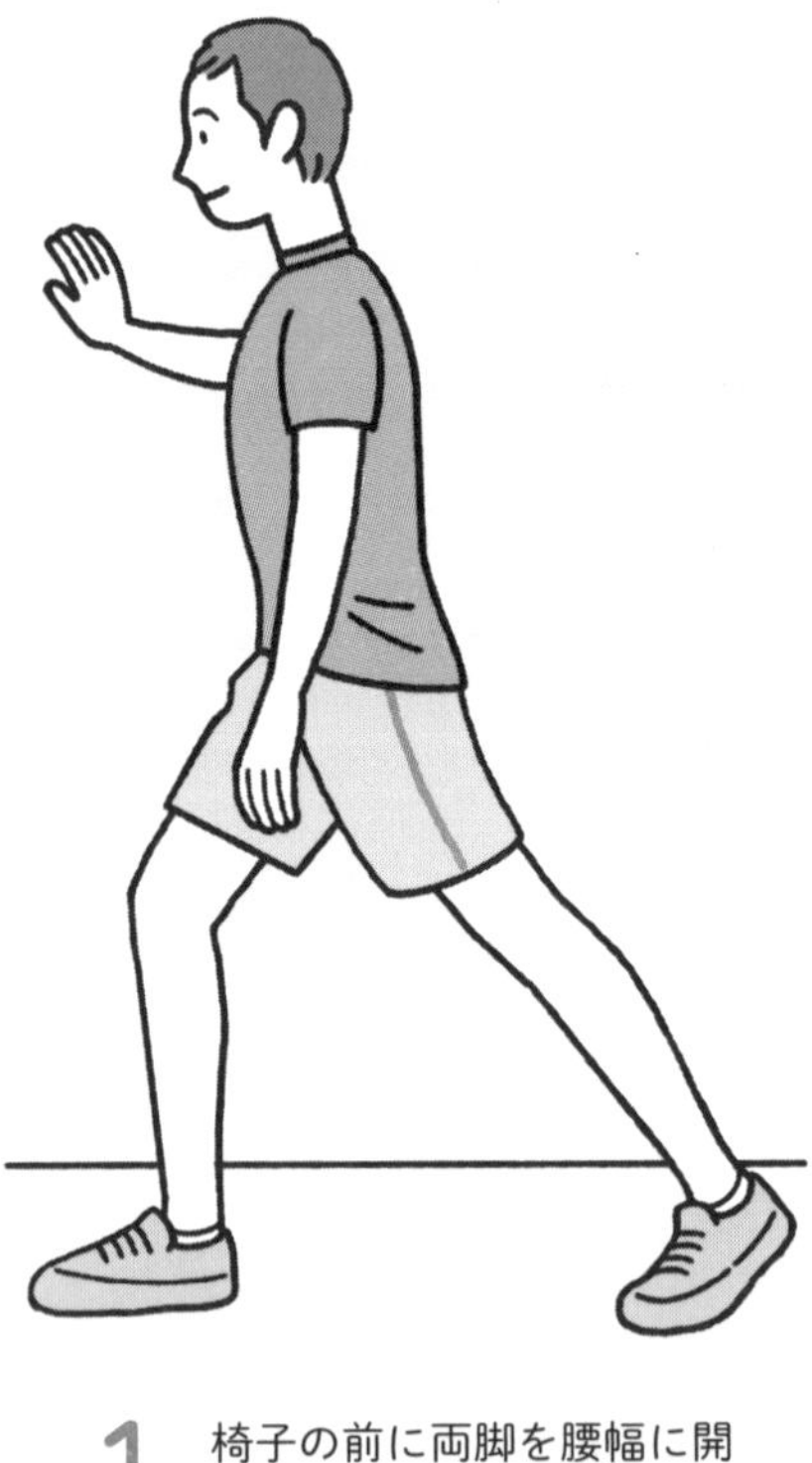

1　椅子の前に両脚を腰幅に開いて立つ。片脚を大股１歩分、後ろに下げる。片手を壁に添えてバランスをとる。

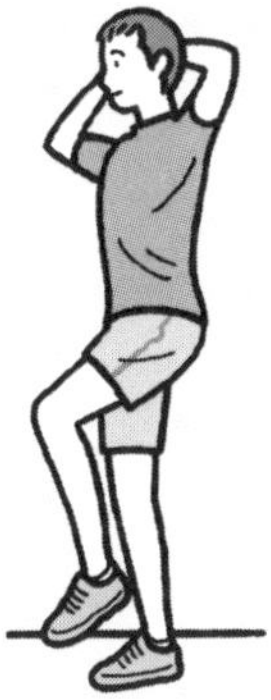

応用

壁に手を添えず、両手を頭の後ろに組んで行うと強度と難度が上がる。

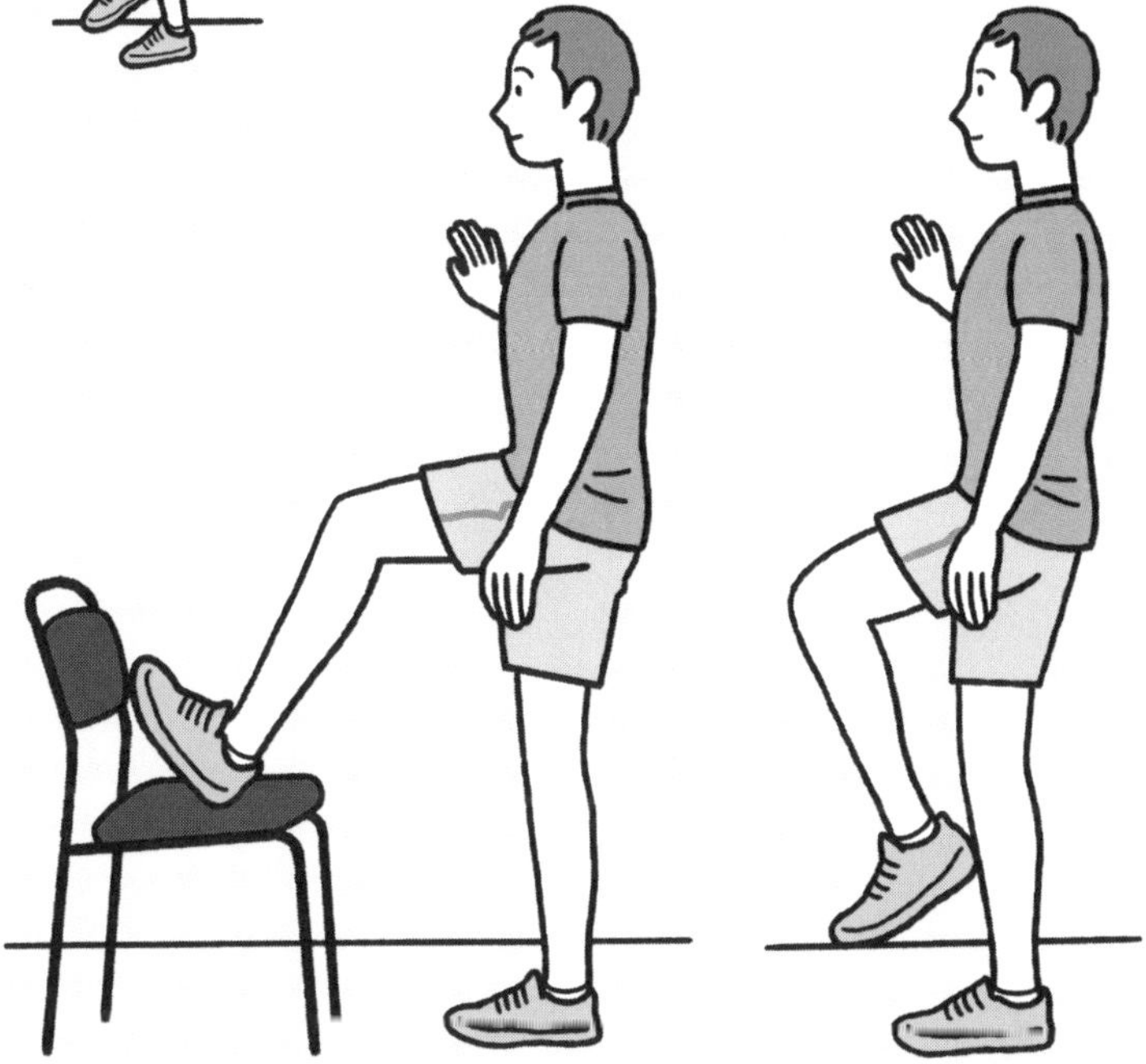

2 後ろに下げた脚を前方に運び、膝を持ち上げる。

3 かかとで椅子の座面をタッチ。ここまでの動作を３秒かけて行う。

4 ３秒かけて元に戻る。20回×2～３セットを目標に。反対側も同様に行う。

膝下の脚トレ 1

鍛えられる筋肉
↓
前脛骨筋・下腿三頭筋・足底筋

レベル★☆☆

◆トゥレイズ＆カーフレイズ（椅子Version）

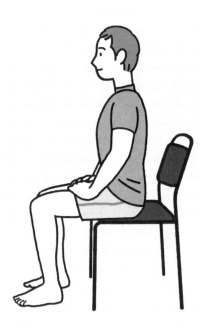

1 裸足で行う。椅子に座り、両脚を腰幅に開く。膝の角度は90度程度に。背すじは伸ばし、両手は太ももの上に置く。

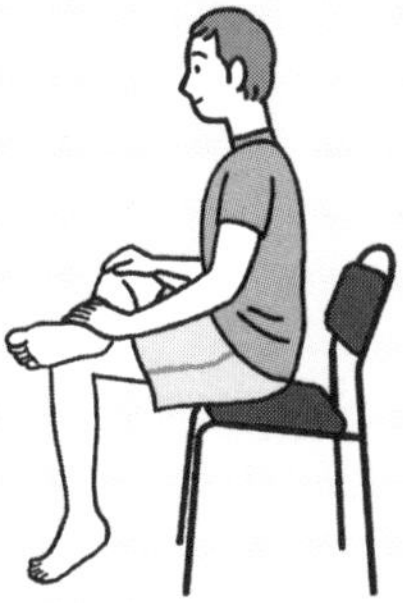

応用

脚をイラストのように組んで片脚ずつ行うと少し強度が上がる。

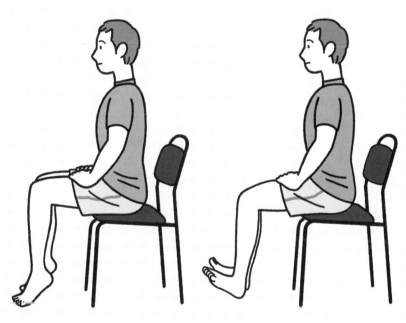

2 1秒かけて両脚の足首を曲げてつま先を上げる。かかとが床から離れないように注意。1秒かけて元に戻る。

3 今度は1秒かけて両脚の足首を伸ばしてかかとを上げる。つま先は床についたまま。1秒かけて元に戻る。20～30回×2～3セットを目標に。

膝上の脚トレ

2

鍛えられる筋肉
↓
大腿四頭筋・ハムストリングス・大臀筋・中臀筋・内転筋

レベル
★★☆

◆シングルレッグスタンドアップ

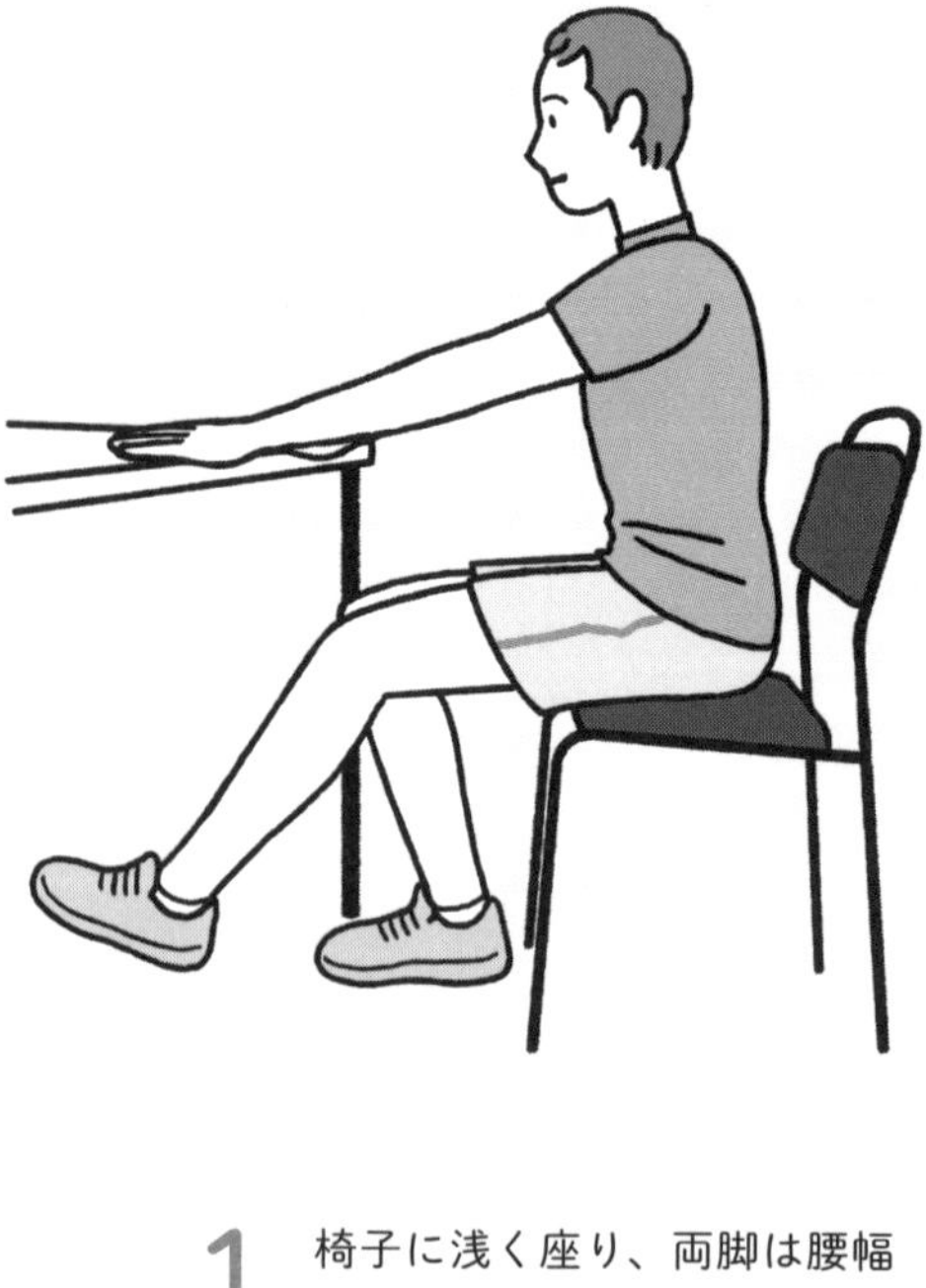

1 椅子に浅く座り、両脚は腰幅に開く。両手をテーブルについて、片脚を床から離す。

応用

両手をテーブルに添えず、
胸の前で腕をクロスさせて
行うと強度と難度が上がる。

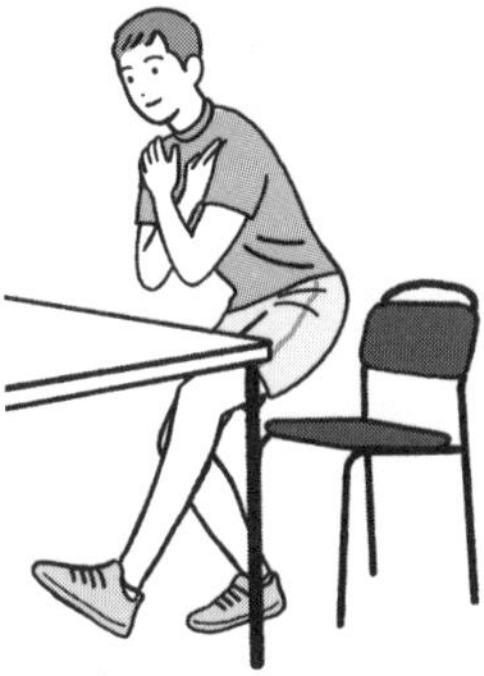

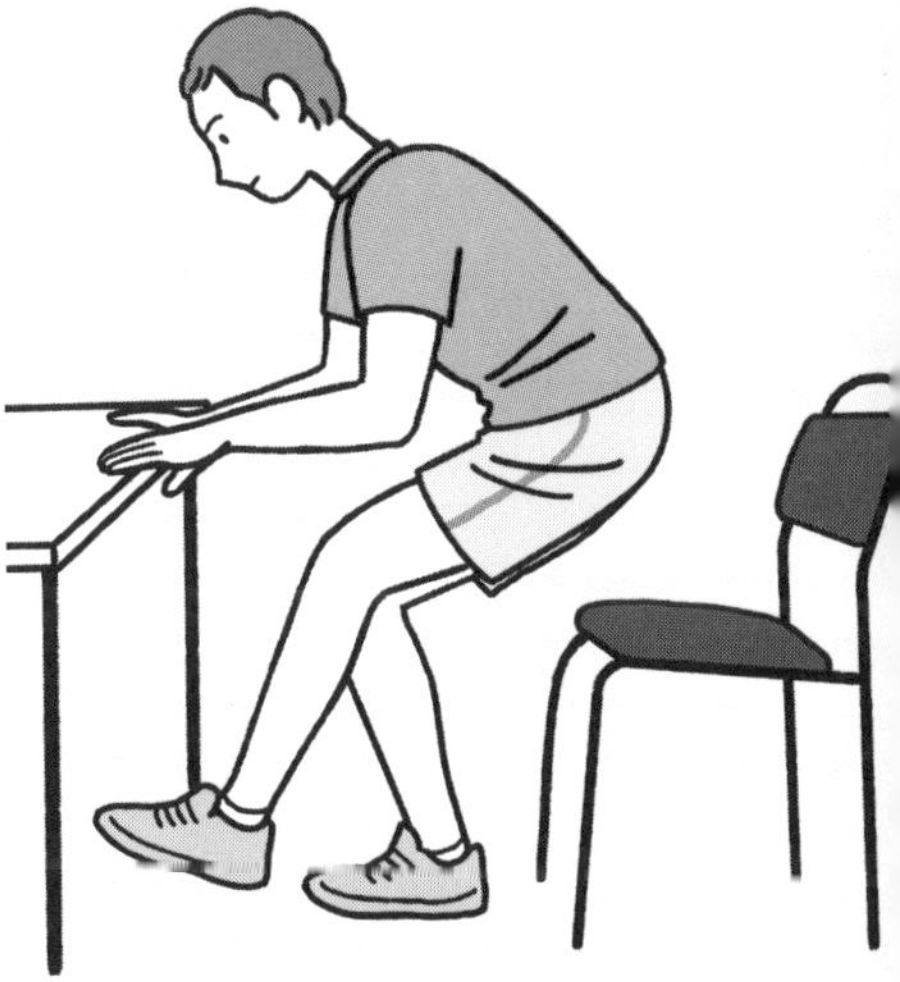

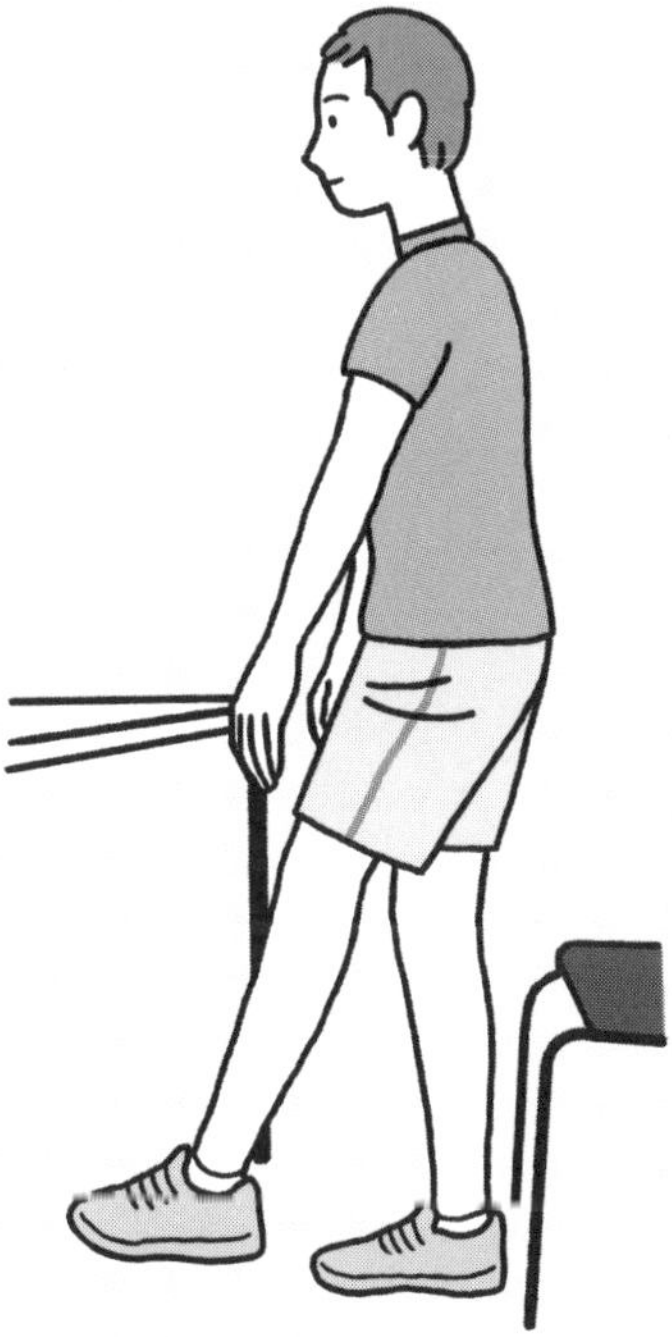

2 片脚の力だけを使って、4秒かけて立ち上がる。両手はバランスをとるために使う。

3 直立したところで1秒静止し、4秒かけて元に戻る。20～30回×2～3セットを目標に。反対側も同様に行う。

膝下の脚トレ ②

鍛えられる筋肉
↓
前脛骨筋・下腿三頭筋・足底筋

◆トゥレイズ＆カーフレイズ
（立位Version）

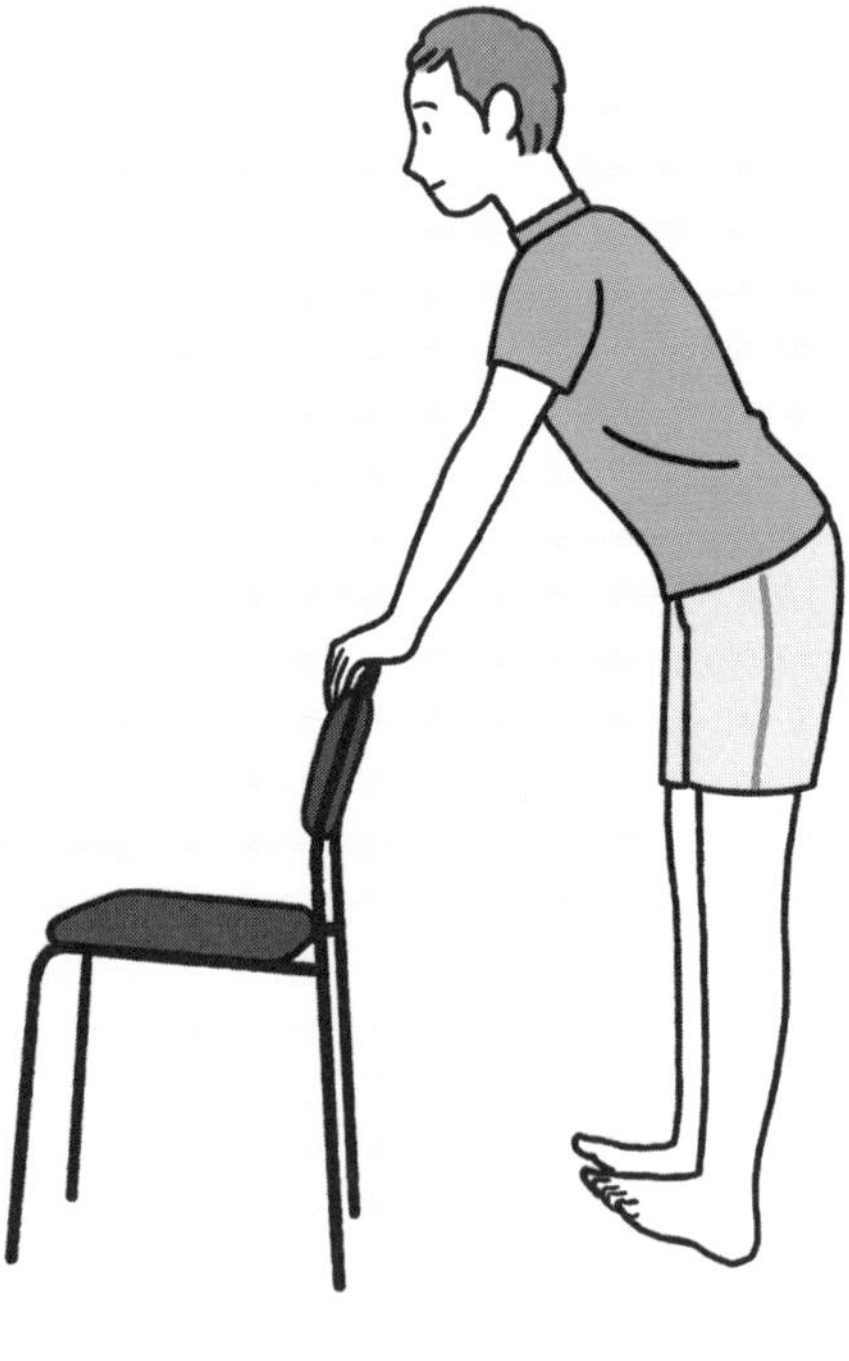

1 裸足で行う。両脚を腰幅に開いて立ち、両手で椅子の背もたれをつかむ。両脚のつま先を1秒で上げる。

レベル
★★☆

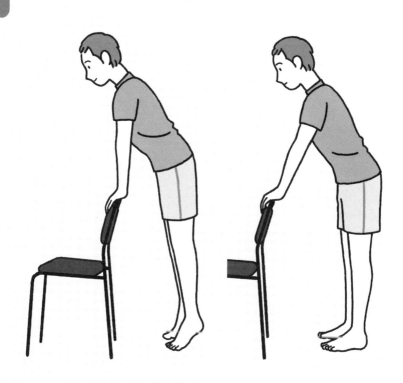

2 1秒で両脚のつま先を戻し、足裏全体を床につける。

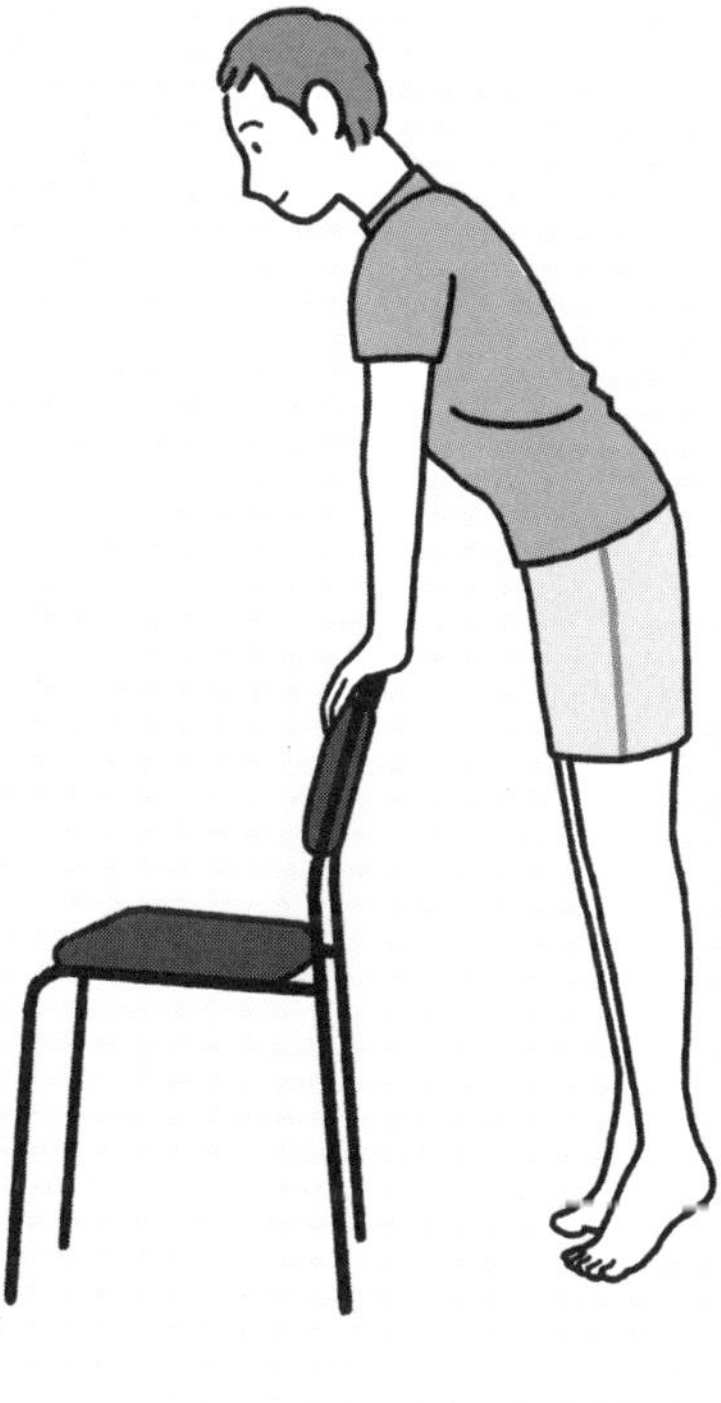

3 今度は1秒で両脚のかかとを上げ、1秒でかかとを戻して足裏全体を床につける。20～30回×2～3セットを目標に。

膝上の脚トレ ③

鍛えられる筋肉→大腿四頭筋・ハムストリングス・大臀筋・中臀筋・腸腰筋・内転筋

レベル★★★

◆スプリット&ニーアップ

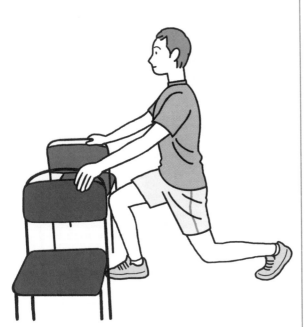

1 椅子を2つ用意する。両脚を腰幅に開いて立ち、両手を椅子の背もたれに。片脚を大きく後ろに下げ、前脚の膝は90度程度に曲げる。

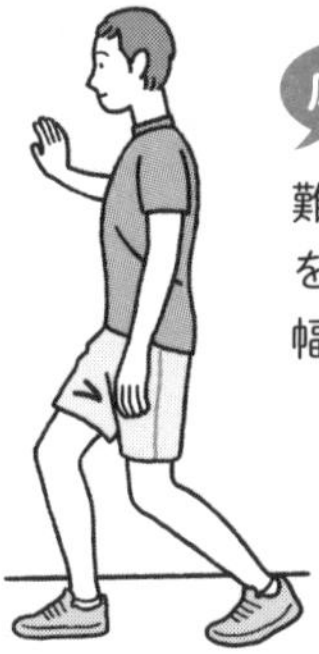

応用

難しい人は、壁に手を添え、脚を後ろに下げる際に前後の脚幅を狭くすると強度が下がる。

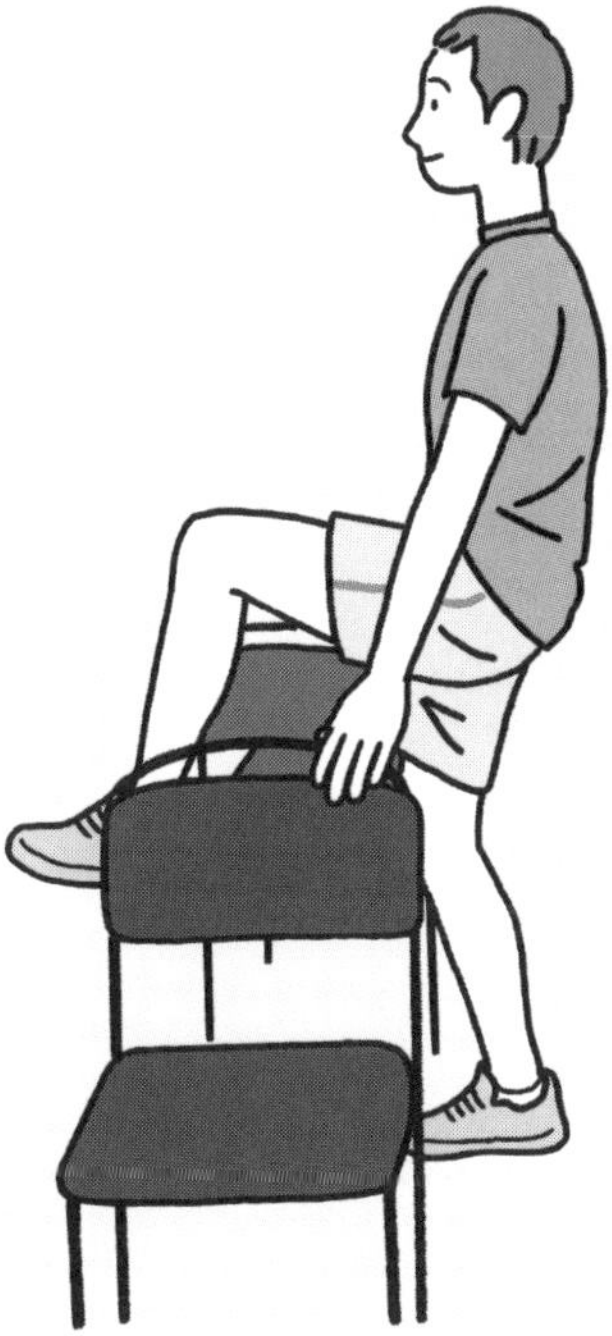

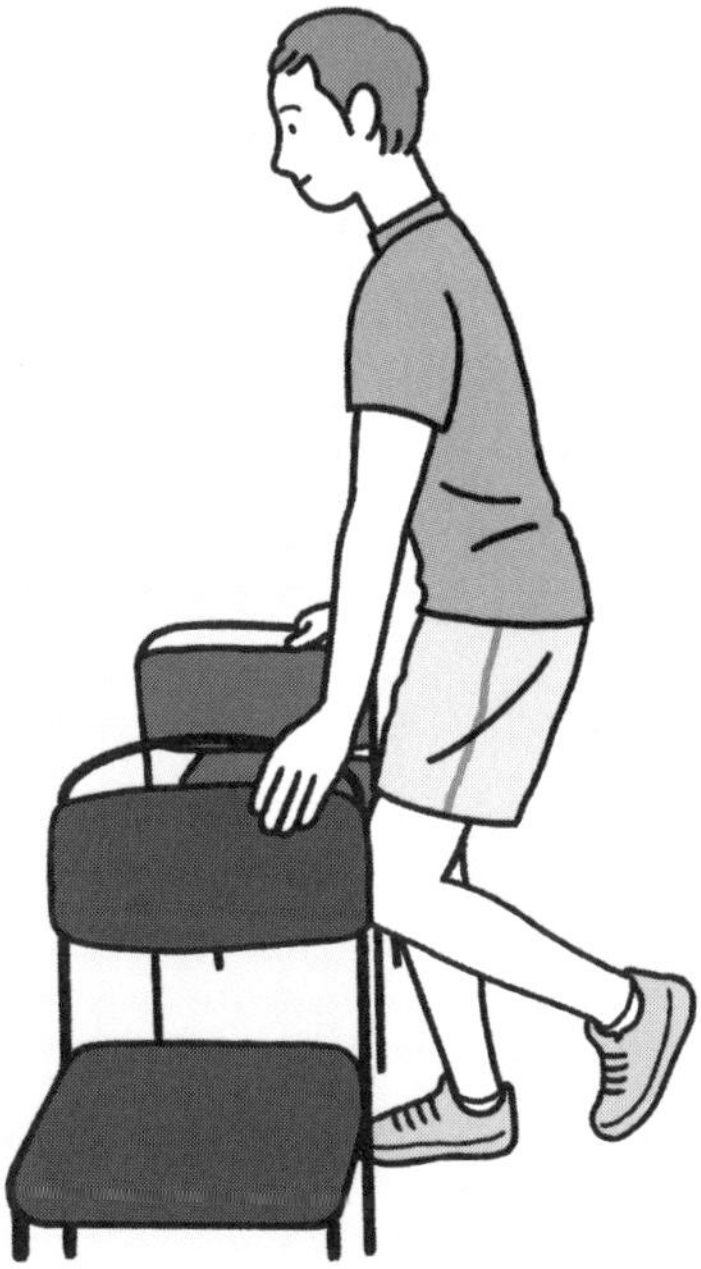

2 バランスをとりながら後ろに下げた脚を前方に運び、ゆっくりと膝を持ち上げる。

3 4秒かけて太ももが床と平行になる高さまで膝を上げ、上げきったところで2秒停止。

4 4秒かけて元に戻る。20回×2～3セットを目標に。反対側も同様に行う。

膝下の脚トレ 3

鍛えられる筋肉 ↓ 前脛骨筋・下腿三頭筋・足底筋

レベル ★★★

◆トゥレイズ&カーフレイズ+スクワット
（立位Version）

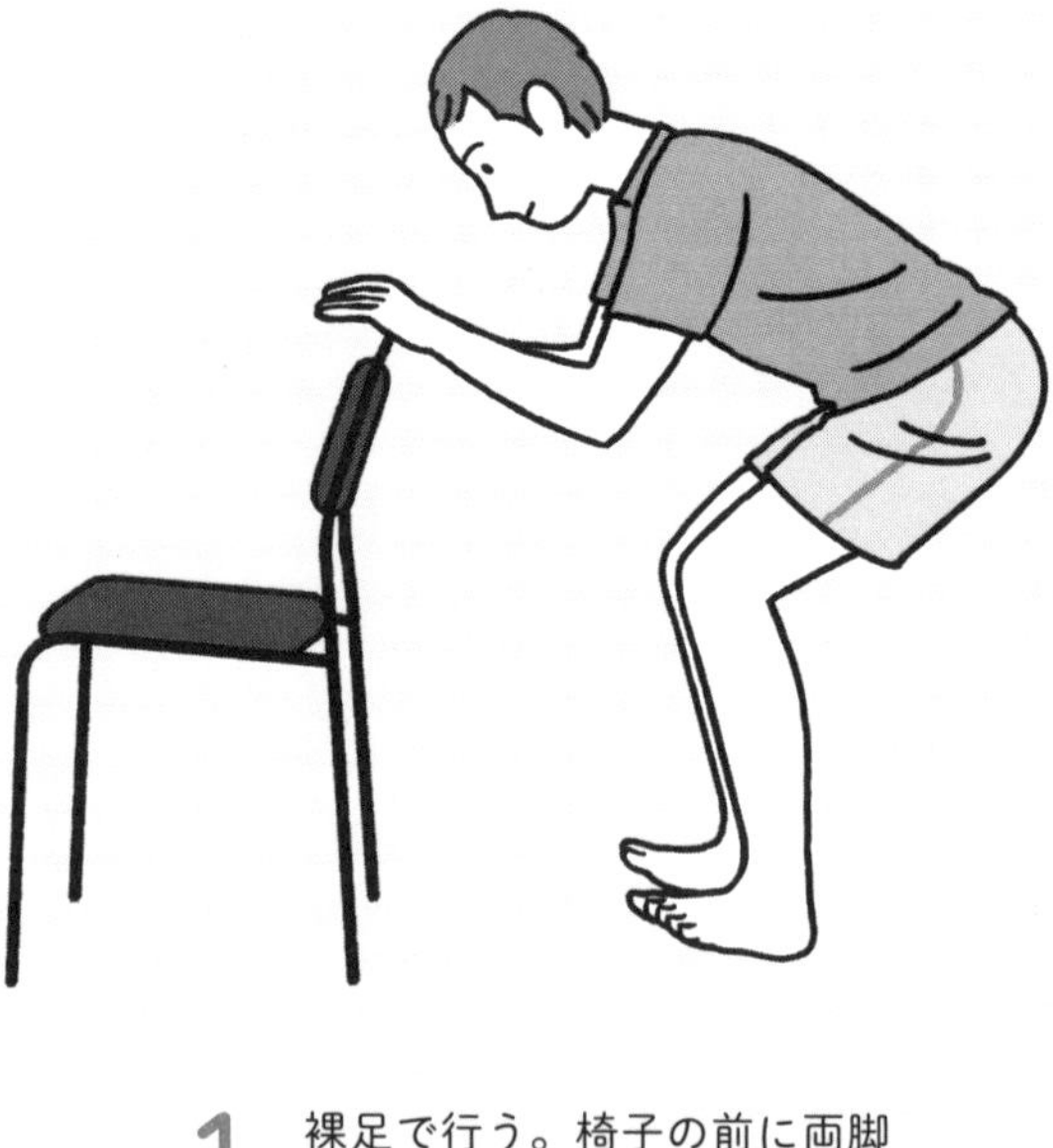

1　裸足で行う。椅子の前に両脚を腰幅に開いて立つ。椅子の背もたれに両手をついて、両膝を曲げて、両脚のつま先を上げる。

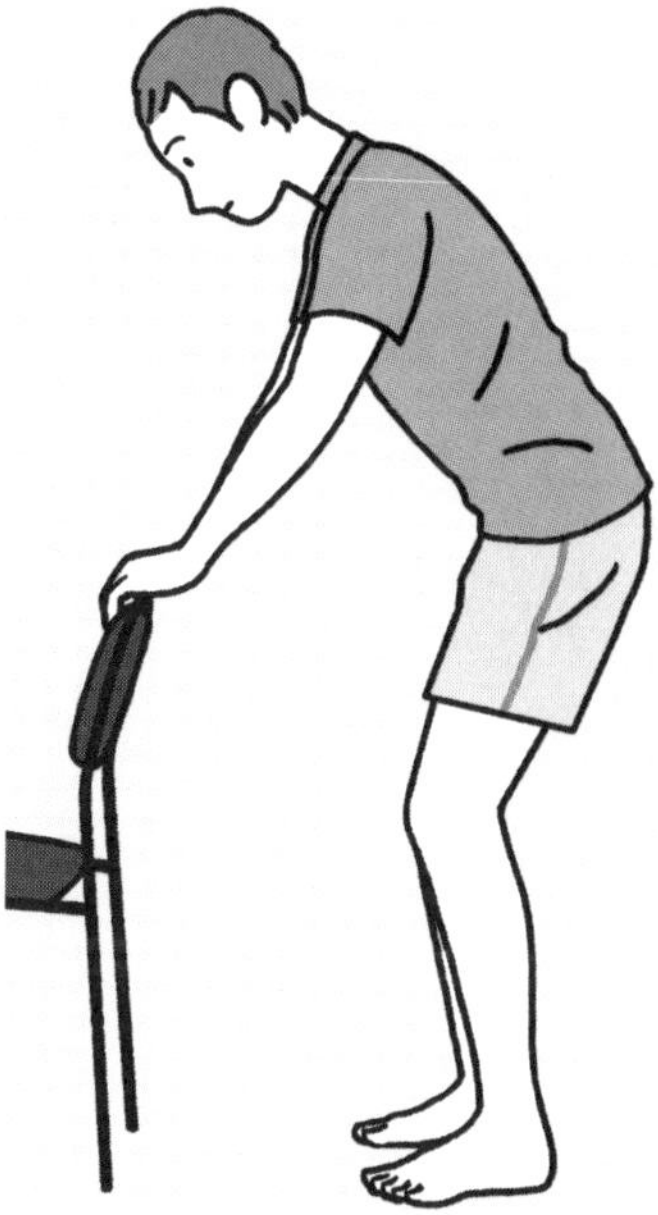

2 2秒かけて両脚のつま先を下ろしながら両膝を伸ばす。

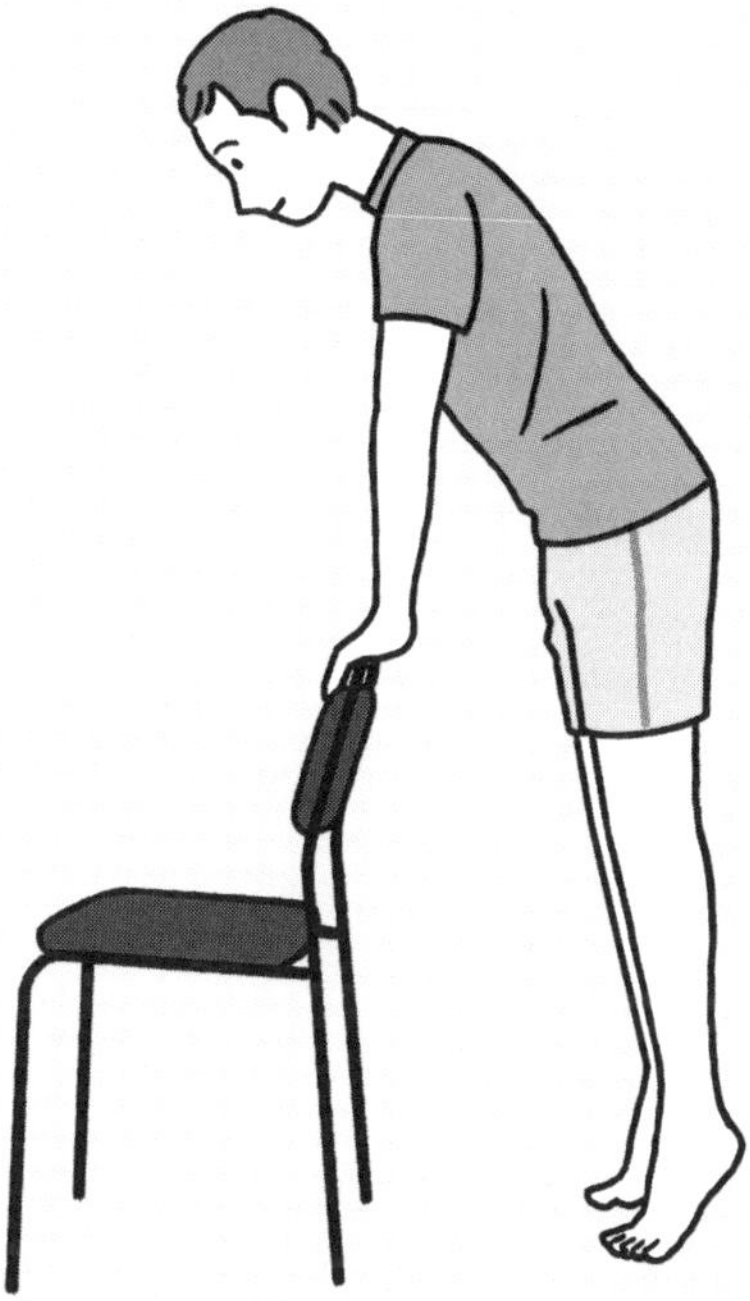

3 今度は2秒かけて両脚のかかとを上げる。2秒かけてかかとを下ろしたら、2秒かけて両膝を曲げて、つま先を上げる。20回×2～3セットを目標に。

膝上のストレッチ

※ストレッチはすべて30秒を2～3セット繰り返して行います。もちろん両側行います。

◆大腿四頭筋・腸腰筋

片側の臀部を椅子の座面にのせ、同じ側の手で背もたれをつかんでバランスをとる。反対の手で、椅子に臀部を乗せていない側の足の甲をつかみ、膝を後ろに下げながらかかとを臀部に近づける。

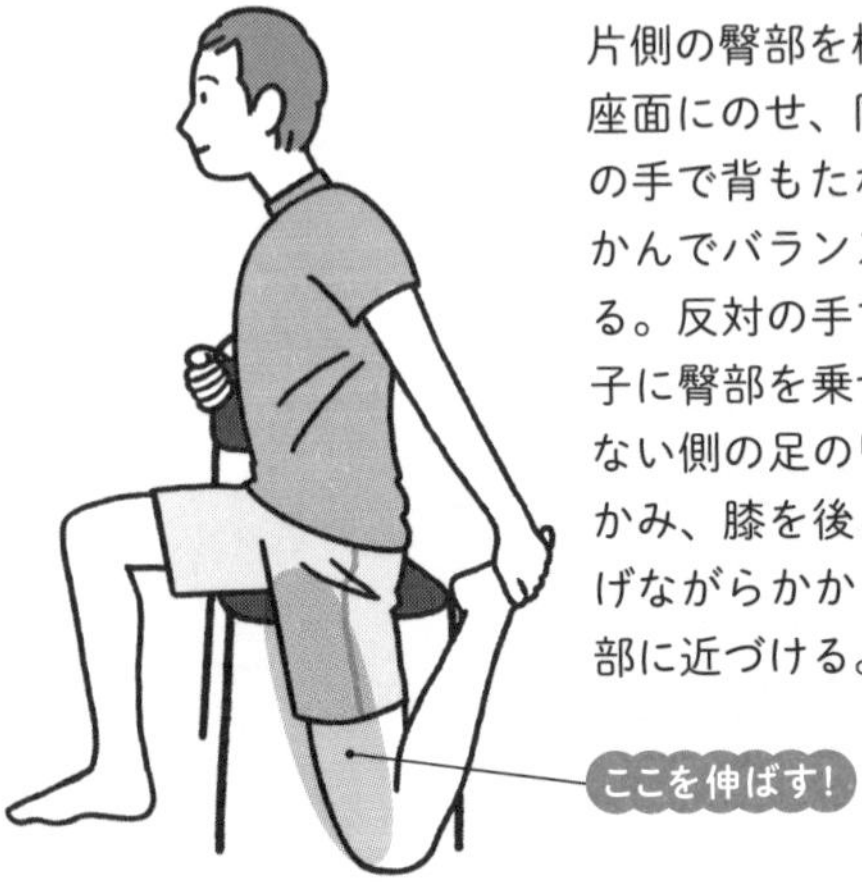

◆ハムストリングス

椅子に浅く座り、両脚を腰幅に開く。片脚を前に出し、かかとを床につける。両腕を前方に伸ばし、手で壁を押すようなイメージで体を前傾させる。

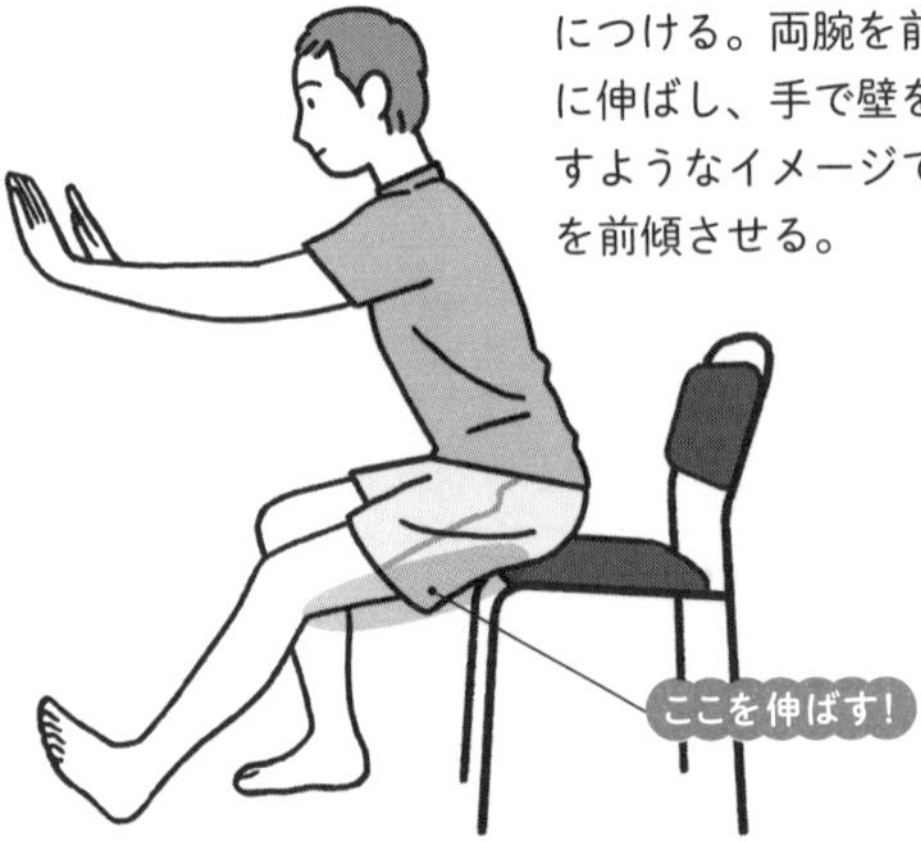

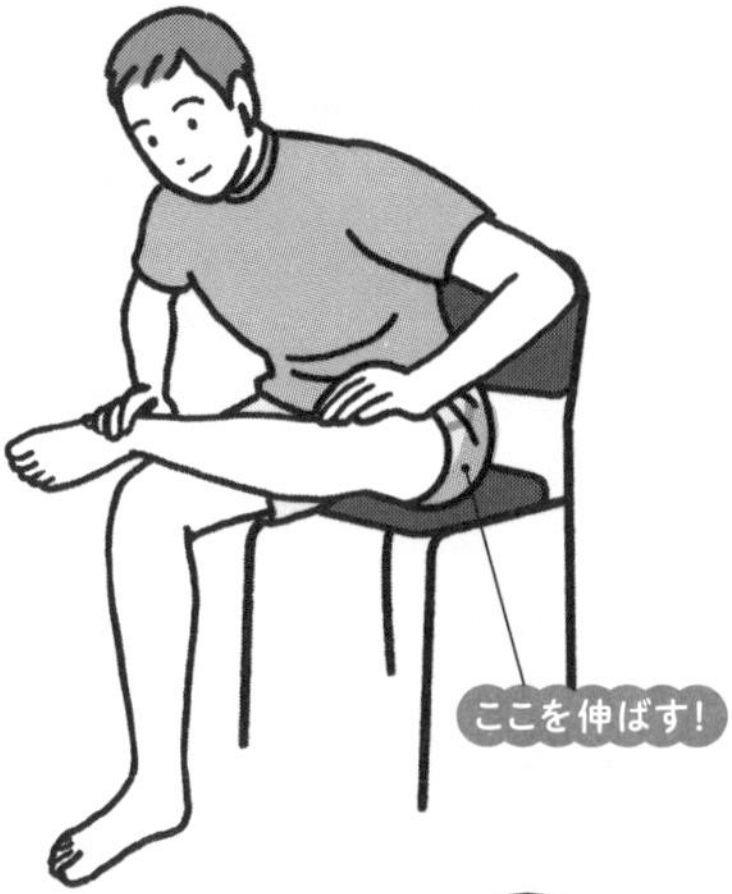

◆大臀筋

椅子に座り、両脚を床につける。左脚を右脚に掛け、右手を足首に、左手を膝に添える。左手で左膝を軽く下に押しながら、体を前傾させる。

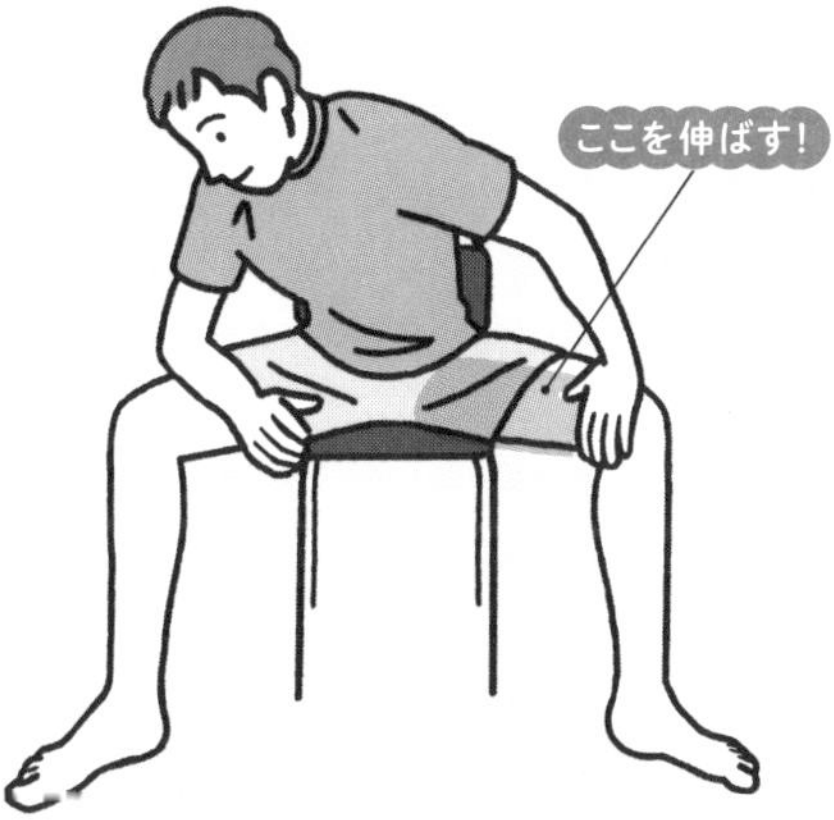

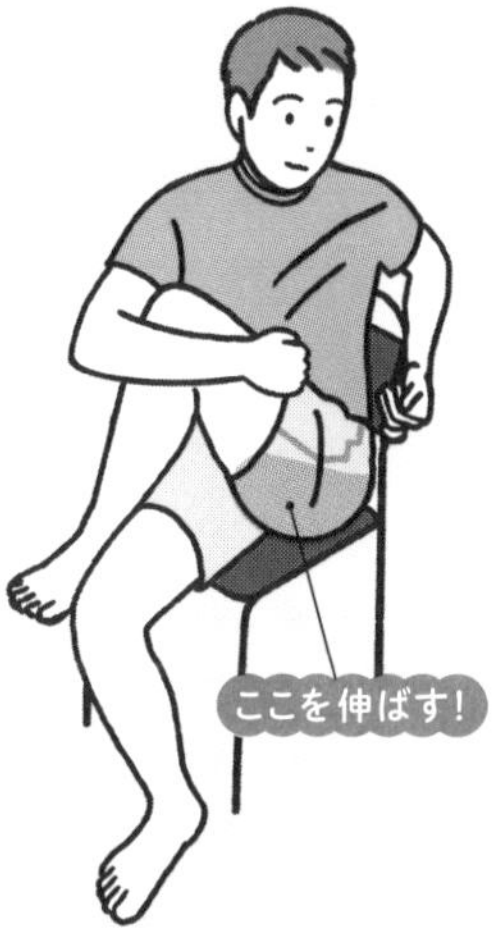

◆内転筋

椅子に浅く座り、両脚を大きく開く。左手で左膝の内側をつかみ、外側に押しながら、体を右にひねる。

◆中臀筋

椅子に深く座り、両脚を床に。片脚を上げて、反対側の脚の外側まで持っていき、足裏を座面につける。足裏を座面につけた脚とは反対側の腕で膝を抱き抱え、胸に引き寄せながら、体をひねる。

膝下のストレッチ

◆下腿三頭筋

両脚を腰幅に開いて、椅子の前に立つ。両手で座面をつかみ、片脚を大きく後ろに下げる。かかとをしっかりと床につけたまま、足を下げた側の膝を伸ばしつつ体を前傾させる。

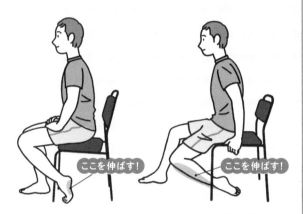

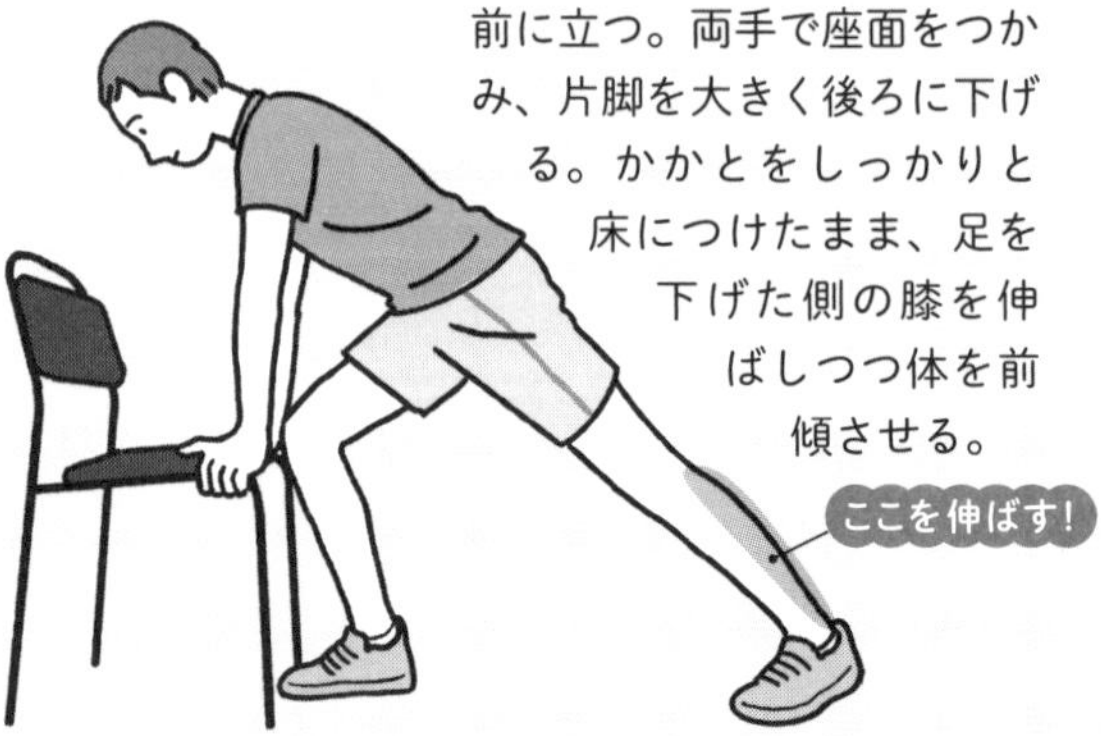

◆足底筋

椅子に座り、両脚を床につける。片脚を座面の下に移動し、指の腹を床につけ、つま先側に体重を乗せる。

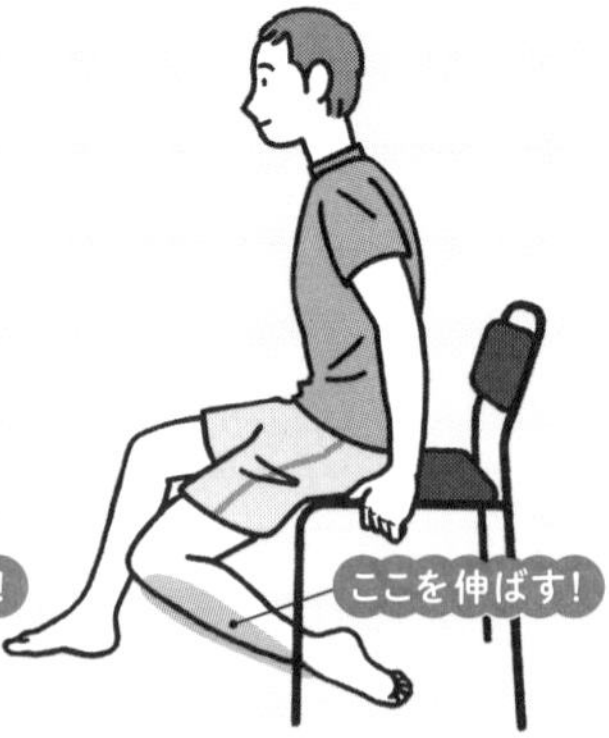

◆前脛骨筋

椅子に浅く座り、両手で座面をつかんでバランスをとる。片脚を座面の下に移動して、足の甲を床につける。足の甲で床を押すようなイメージで、足首を伸ばす。

2章

脚を鍛えると病気にならない

脚が衰えると「糖尿病」になる

脚トレ→130ページ

糖尿病は、日本人の国民病です。厚生労働省の発表によれば、糖尿病の人はその予備軍も含めると全国でおよそ2000万人いると推計されています。

2020年に発表された「国民健康・栄養調査」によれば、糖尿病が強く疑われる20歳以上の人は男性で19・7%、女性で10・8%となっています。**成人男性の5人に1人、成人女性の10人に1人が糖尿病の可能性が濃厚**ということです。

また、糖尿病が強く疑われる人の割合は年齢とも大きく関係しており、年齢が上がるにつれて、その割合が高くなります（左図参照）。

数字だけを見ると、糖尿病は加齢とともにリスクが高くなるものだから、年をとって糖尿病を患《わずら》うのは仕方がないことだと思うかもしれません。しかし、**糖尿病の多くは過食や運動不足などの生活習慣に原因があるもの。**

つまり、脚を鍛えることで予防ができるのです。

「糖尿病が強く疑われる者」の割合

（20歳以上、性・年齢階級別）

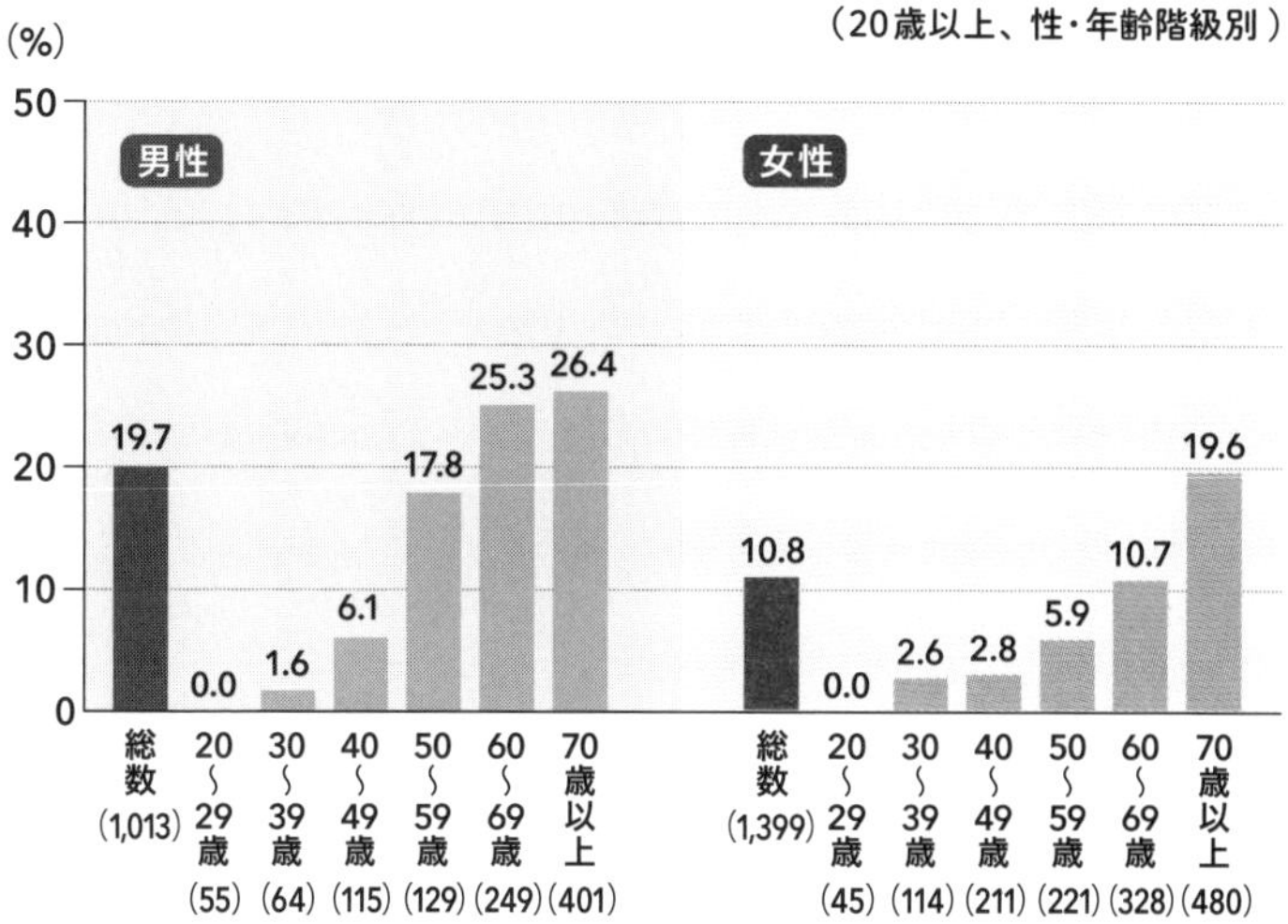

「糖尿病が強く疑われる者」の割合の年次推移

（20歳以上）

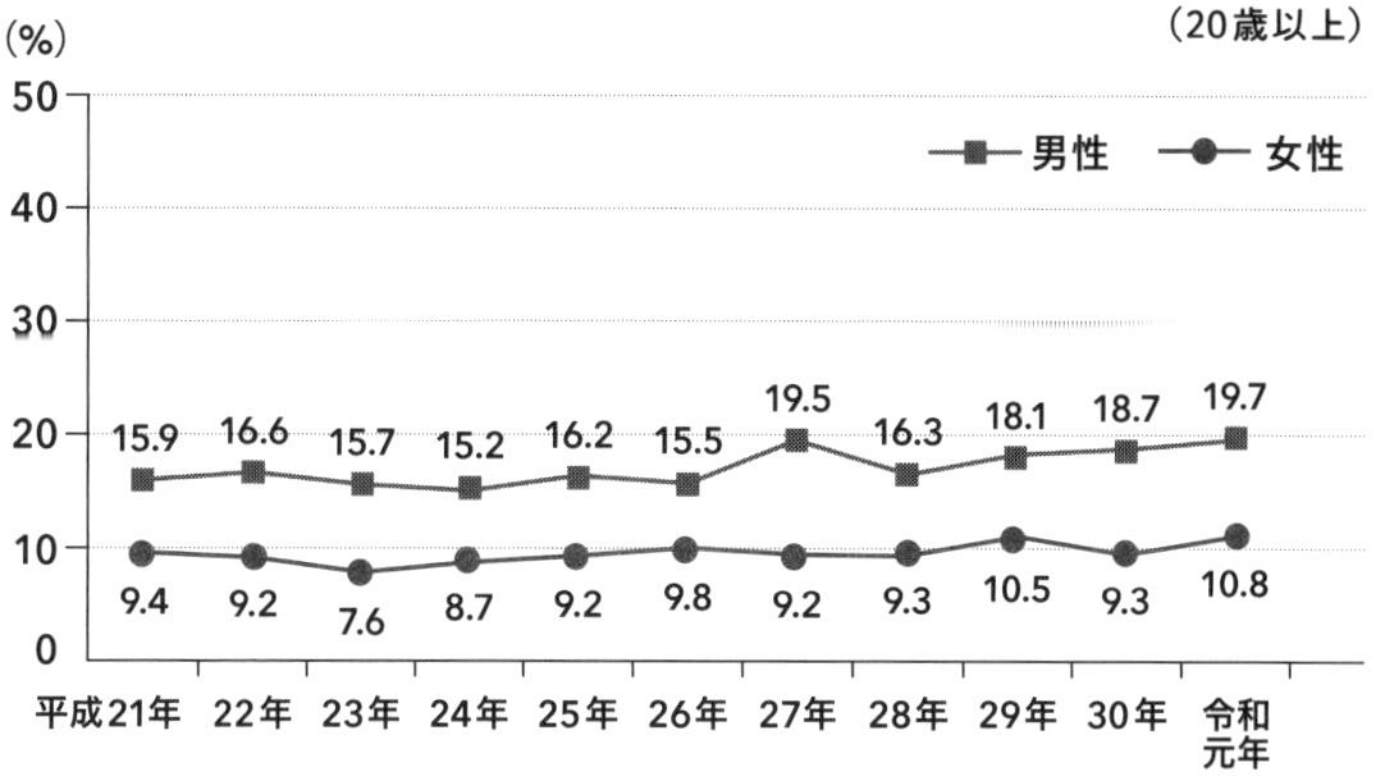

（出典）令和元年「国民健康・栄養調査」（厚生労働省）

糖尿病は、インスリンというホルモンの不足や作用低下が原因で、血糖値の上昇を抑える働きが低下してしまい、血糖値が高い状態が慢性的に続く病気です。

糖尿病には大きく分けて1型と2型の2種類があります。1型は自己免疫疾患などが原因で膵臓のインスリン分泌細胞が破壊されてしまい、インスリンがほとんど分泌されず絶対的に不足してしまうもの。生活習慣とは関係がなく、多くの場合、子どもの頃に発症します。

日本における糖尿病患者の大多数は2型の糖尿病です。2型は血糖値が高くなりやすい体質に過食、運動不足、肥満、ストレス、加齢などが加わり、インスリンの分泌量の低下や、インスリンの作用低下が起こって発症します。中高年になってから発症することが多いのですが、環境や食習慣の変化などの影響もあり、近年は若いうちからなる人も増えています。

◆日本人は食後高血糖になりやすい

糖尿病であるか否かは、会社などで受ける健康診断でもわかります。健康診断では、

「空腹時血糖値」「ＨｂＡ１ｃ（ヘモグロビンエーワンシー）」が測定されます。空腹時血糖値は、文字通り空腹時の血糖値のこと。ＨｂＡ１ｃは、糖が結合したヘモグロビン量の割合を表したもので、検査前１～２か月間の平均的な血糖値の状況が反映されます。それぞれの基準値を上回っていたら糖尿病の予備軍、大きく超えていたら糖尿病型ということになります。基準値内に収まっていても、数値が高い場合は油断できません。改めて健康診断の結果を見てみましょう。

その一方で、欧米人が空腹時高血糖になりやすいのに対して、**日本人は食後高血糖になりやすい**といわれています。空腹時の血糖値が正常であったとしても、食後の血糖値が基準値以上であれば、糖尿病予備軍に該当しますし、もちろん血管にダメージを与えていることにもなります。

食後にどれくらい血糖値が上がるかを調べるのが、人間ドックのオプション検査などで用意されている**「75g経口ブドウ糖負荷試験」**です。糖尿病が心配だという方は、一度受けてみることをおすすめします。

糖尿病の怖いところは、多くの場合、相当酷くなるまで自覚症状がありません。少し血糖値が高い程度では、痛くも痒くもないのです。健康診断で「糖尿病の一歩手前、予備軍です」という診断を受けても、自覚症状がないために放置してしまうという人が少なくないようです。しかし、糖尿病は進行性の病気ですから、何もしなければ病状は悪化していきます。

そして自覚症状のないままに、当然重篤《じゅうとく》な合併症を患う恐れがあります。糖尿病の三大合併症と呼ばれているのは、網膜症、腎症、神経障害。糖尿病性網膜症は血行障害から眼底の血管がつまり視力が低下する病気で、悪化すると失明に至ります。糖尿病性腎症は高血糖のために腎臓の血液ろ過がうまくいかなくなる病気。悪化すると人工透析が必要になります。糖尿病性神経障害は、手足の痺れや感覚の鈍りから始まり、悪化すると壊疽《えそ》を起こし、下肢切断の危険も生じます。また、糖尿病は動脈硬化、心筋梗塞、脳梗塞を引き起こす要因にもなります。

糖尿病は一度患うと治ることがない病気でもあります。**運動療法、食事療法、薬物療法で血糖値をコントロールすることはできますが、現代の医学で糖尿病を治すことはできません。**一度発症したら、生涯付き合っていかなければなりません。

〝治らない病気〟、と聞くと絶対になりたくない、頑張って予防したいと思う人も多いのではないでしょうか。

◆運動をして「糖尿病」を予防する

遺伝的な要因に、過食や運動不足などの生活習慣が重なることで発症する2型糖尿病。予防できる病気であるにもかかわらず、どうして多くの日本人が悩まされているのか。それは、どういう生活をすると2型糖尿病になり、どういう生活をしていると2型糖尿病にならないのかを、よく知らないからではないかと私は思っています。

血糖値とは血液内のブドウ糖濃度のこと。食前・食後で変動するもので、低すぎる状態を低血糖、高すぎる状態を高血糖と呼びます。

食事で摂取した炭水化物・糖質は消化器官で消化、吸収されてブドウ糖となり、血液中に流入します。このため健康な人でも食後は血糖値が上昇します。

血糖値が上昇すると、膵臓からインスリンが分泌されます。インスリンが肝臓、筋肉細胞、脂肪細胞などに働きかけ、ブドウ糖を各細胞へと送り込み、血糖値は低下(正常値化)します。

過食や運動不足は、このインスリンの働きを鈍くしてしまうといわれています。

糖尿病を予防するには、**炭水化物・糖質を過剰に摂取しないように注意する**と同時に、**血液中の糖をエネルギーとしてしっかりと使うこと**が大切です。血糖をどこに送り込むのかはインスリンがコントロールしているので、肝臓に送る量を増やす、脂肪細胞に届ける量を増やすといった命令を自分で出すことはできません。しかし、**筋肉を動かすことで、筋肉に送るブドウ糖の量を増やすことは可能**です。だから、運動が糖尿病予防につながるのです。

◆食後の運動を習慣化して糖尿病を防ぐ

血糖の約75％は筋肉で消費されます。特に遅筋（赤筋）と呼ばれる筋肉は糖を多く消費するとされています。太もも周辺の筋肉は大半が遅筋繊維で占められていますから、**血糖値がピークに達する食後30～60分以内にウォーキングやスクワットといった太ももを使う運動をすることは、糖尿病予防に非常に有効**です。

手軽にできるのが食後のウォーキング。食後に20分のウォーキングをすると上がった血糖値を下げられることに加え、それを毎日継続すると、積み重ねの効果として、

食事後の運動で血糖値を抑える

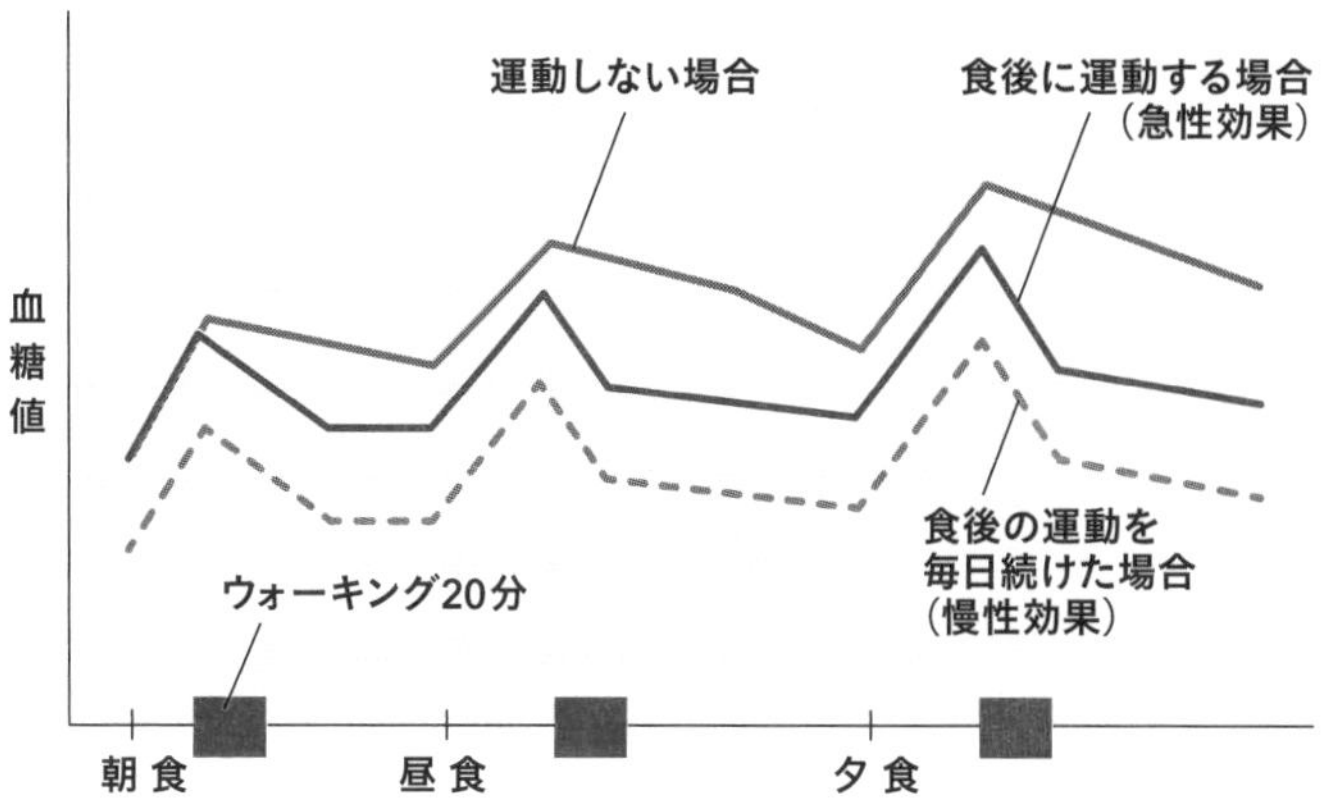

（出典）『医師に「運動しなさい」と言われたら最初に読む本』田畑尚吾監修（日経BP）

普段や食後の血糖値を抑えられるようになるというデータがあります。これは、食後の運動を習慣化することが糖尿病予防につながる証拠といえるでしょう。

そして、脚を鍛えて筋肉量を増やすことも大切です。血糖の多くは筋肉で消費されます。つまり**筋肉量の多い体は糖を消費しやすく、筋肉量が少ない体は糖を消費しにくい体**ということ。筋肉量が多い人は、それだけ糖尿病のリスクが小さいともいえます。

また、**筋肉量が多ければ、有酸素運動をした際に多くの糖が使われる**ようになります。有酸素運動をより効果的にするためにも、脚を鍛えておくべきなのです。

膝を動かさないと「変形性膝関節症」になる

脚トレ↓132ページ

高齢者の多くが悩まされる膝の痛み。みなさんの周りにも膝の痛さに悩んでいる人がいるのではないでしょうか。

歩くときに膝に違和感がある、膝が痛くて正座ができない、階段の上り下りの際にこわばりや痛みを感じる。そんな痛みの多くは変形性膝関節症で、自覚症状のない人を含めると推定で2500万人、**日本人の約5人に1人、40歳以上の約3人に1人が変形性膝関節症を患っている**ともいわれています。一般的には中高年の女性に多く、日本整形外科学会によれば、男女比は1：4で女性が多いそうです。

人間が立つ、歩く、走るといった動作を行うときに重要な役割を果たしている膝は、太ももの骨である大腿骨と脛の骨（脛骨）をつないでいる関節です。それぞれの骨の先にはクッションの役割をする軟骨組織があり、軟骨組織は関節包に覆われ、関節包の中は関節液で満たされています。

長年にわたって膝に負担をかけ続けると（加齢や肥満、O脚などもその原因とされています）、軟骨がすり減ってしまいます。その軟骨の破片が、関節包の内側にある滑膜を刺激して炎症が起こります。これが変形性膝関節症の初期段階です。

さらに軟骨がすり減っていくと、大腿骨と脛骨が直接ぶつかり合うようになるため、歩くと強い痛みを生じるようになります。また、骨が変性して骨棘《こつきょく》と呼ばれる骨のトゲができて可動域が制限され、膝を伸ばせない、正座ができない、といったことも起こります。関節液が関節包内に溜まり、いわゆる「膝に水がたまった」状態になることもあります。

変形性膝関節症の進行程度は、一般的には膝のレントゲン写真を撮り、関節の隙間の大きさと骨棘の状態を見て評価されます（ケルグレン・ローレンス法）。

グレード0は正常の状態、グレード1は大きな変化は見られないが変形性膝関節症が疑われるわずかな骨棘が見られる状態、グレード2は膝関節の隙間が若干狭くなり（25％以下）、骨棘が確認できる状態、グレード3は膝関節の隙間が明らかに狭小化し（50～70％）、骨棘の形成がはっきりと確認できる状態、グレード4は膝関節の隙間の狭小化がかなり進行し（75％以上）、大きな骨棘が形成され、骨の変形も顕著に認められる状態、といった具合です。

グレード3以上に進行すると手術が必要になる場合があり、グレード4まで進むとじっとしていても痛みが生じます。そして**一度すり減ってしまった軟骨を元に戻すことはできません。**

◆膝を休ませるのではなく、膝を使うことが大切

日本人の多くが変形性膝関節症に悩まされているからといって、膝関節がもろい構造をしているわけではありません。サッカー選手やテニス選手、スキー選手などのアスリートが膝を怪我したニュースを目にすることがあるかもしれませんが、アスリートが膝を怪我する動きは人間の限界を超えたレベルのもの。日常生活の中で、ジャンプやダッシュを何百回、何千回と繰り返すことはありませんし、トップスピードで急激なターンをすることもぶつかり合うこともありません。

フィジカルトレーナーの視点から見ると膝関節はとてもよくつくられていて、普通

の生活をしていて簡単に壊れるものではありません。100年ぐらいは問題なく体を支え続けられるようにできています。

それなのに**どうして加齢によって膝痛の発生率が高まるのか。その理由は膝を動かさないこと。つまり、運動不足にあります。**

軟骨はスポンジのような組織で、コラーゲンやプロテオグリカンを主成分としています。成長期までの子どもの軟骨には血管が通っていますが、成人の軟骨には血管もリンパ管も神経もありません。血管が通っていない軟骨の新陳代謝に重要な役割を担っているのが、関節包内を満たしている関節液です。

膝関節を繰り返し動かすことで軟骨に圧力が加わると、関節液が軟骨に浸透し、水分や酸素、栄養が補給されます。関節を動かさずにいると、関節液をうまく吸収できなくなり、軟骨を健康な状態に保てなくなってしまうのです。

変形性膝関節症を予防したいのであれば、歩く量を増やすなどして、積極的に膝を動かし、関節内の新陳代謝を促すことが大切です。

また、膝周辺の筋肉を鍛えれば、関節はより安定しますし、軟骨への圧力がかけやすくなり新陳代謝にも好影響があります。

「骨粗しょう症」予防には運動が不可欠

脚トレ→134ページ

骨量が減少し、骨密度が低下してもろくなり、骨折のリスクが高くなる骨粗しょう症。加齢とともに骨粗しょう症になる人の割合は高くなり、日本全国で1000万人以上、その予備軍を含めると2000万人に達するともいわれています。現在は超高齢化社会ですから、この人数は今後ますます増えていくと予想されています。

特に女性の場合、閉経を迎えると**女性ホルモンのエストロゲン（骨形成を促し、古い骨が壊されるのを抑制する働きがある）の減少に伴って骨量が減少し、骨粗しょう症になりやすい**といわれているので、注意が必要です。

事実、高齢者には骨が弱くなっている人が多く、転倒などをきっかけに簡単に骨折してしまうことがあります。高齢者が骨折で入院をすると、体を動かすことによる刺激がなくなるため、認知機能が低下したり、寝たきりで要介護になるケースが多いので、骨折を甘く見てはいけません。

95歳で亡くなった私の祖父が、まさにこのケースに当てはまります。祖父は生まれつき体が丈夫で、若い頃から病気らしい病気をしたことがない人でした。90歳を過ぎてやや認知機能の低下が見られましたが、体は元気そのもの。大きな問題はなく、自立した生活を送っていました。

それが一変した原因が骨折です。畑仕事を終え、縁側に上がろうとした際に転倒してしまい太ももの骨を折ってしまいました。高齢であったため手術はできず、骨折以降は歩けなくなり、寝たきりの状態に。すると猛烈な勢いで認知症が進行していきました。認知症が進むと、人格もまるっきり変わってしまい、しばらくすると家族の顔すら見分けられなくなってしまいました。

骨折をした時点で医師には余命1年と言われていたのですが、本当に骨折から1年で祖父は亡くなってしまいました。

高齢者の寝たきりの原因のうち約20%が骨折で、その中でも大腿骨の骨折は大きな問題になるといわれています。高齢者は骨折をきっかけに寝込んでしまうと、仮に骨折が治癒したとしても、その間に筋力低下が進んでしまって自力で歩くことが困難になることが多いのです。

「骨粗しょう症→骨折→寝たきり→認知機能の低下」という、私の祖父のようなケースは、本人はもちろん周囲の家族も悲しいもの。みなさんには、しっかりと脚と骨を鍛えて避けてもらえたらと思っています。

骨粗しょう症によって、高齢者が悩まされる特徴的な骨折が他にもあります。1つは**脊柱の圧迫骨折。**大きく曲がった背中でシルバーカーを押している高齢者の姿を見かけることがありますが、背中が曲がっているのは脊柱の圧迫骨折が原因です。姿勢が悪化するだけでなく、内臓が圧迫されることによる消化不良や便秘、食べたものの食道への逆流などを引き起こします。

コレス骨折と呼ばれる手首付近の骨折も、骨粗しょう症の高齢者によく見られるものです。転倒した際に手のひらを地面などについたときに、骨密度が低いせいで簡単に折れてしまうのです。60代の女性に多く、70代以降は転倒したときに瞬間的に手をつくということができなくなるため、コレス骨折は減少傾向にあります。

◆骨を強くするためには運動の刺激が必要

これまでに運動不足だと筋肉は衰えてしまうという話を繰り返してきましたが、実は**運動をしないと骨も衰えてしまいます。**

骨は皮膚や筋肉と同じように新陳代謝を繰り返しています。つまり、古い骨を壊し、新しい骨をつくるというサイクルを繰り返し、その強さを保っているのです。これを**骨のリモデリング（再構築）**と呼びます。

運動などによって刺激を与えると骨の内部でマイクロクラック（微細骨折）を起こします。マイクロクラックとはミクロ単位で骨にひびが入ることなのですが、それは悪いことではありません。このひびを修復するために、新たな骨をつくる骨芽細胞が活性化してカルシウムが取り込まれ、骨が強化されます。

成長期ではこのリモデリングを繰り返すことで骨量が上がっていきます。男女ともに20歳頃までに骨量はピークを迎え、45歳ぐらいから維持できなくなり減少に転じます。

◆骨にインパクトと栄養を与える

骨粗しょう症を予防し、生涯を通じて骨を丈夫に保つためには、若いうちになるべく骨量を増やし、その後も減らさないように維持して骨が弱くならないようにすることが大切です。20歳前後で達する最大骨量（ピークボーンマス）を増やすことは、みなさんが10代でない限りは難しいですから、目指すのは〝維持〟になります。

骨を丈夫にするために、日常生活の中で最も気をつけるべきは、継続的な運動と適切な栄養摂取。この両輪をしっかりと回すことが重要です。

骨は繊維状のたんぱく質であるコラーゲンなどからつくられたフレームに、カルシウム、マグネシウム、リンといったミネラルが固く結合したものです。

骨をビルに例えるとしたら、コラーゲンなどのたんぱく質は骨組み部分の鉄筋、カルシウムを主体とするミネラルが、鉄筋を覆うコンクリートといえるでしょう。骨のビルは一度つくられたらそのままというわけではありません。分解と合成を繰り返して、約3年周期で新しく生まれ変わっています。

骨を丈夫にするためには、**運動をして骨にインパクトを与えることが大切**です。そ

最大骨量と年齢

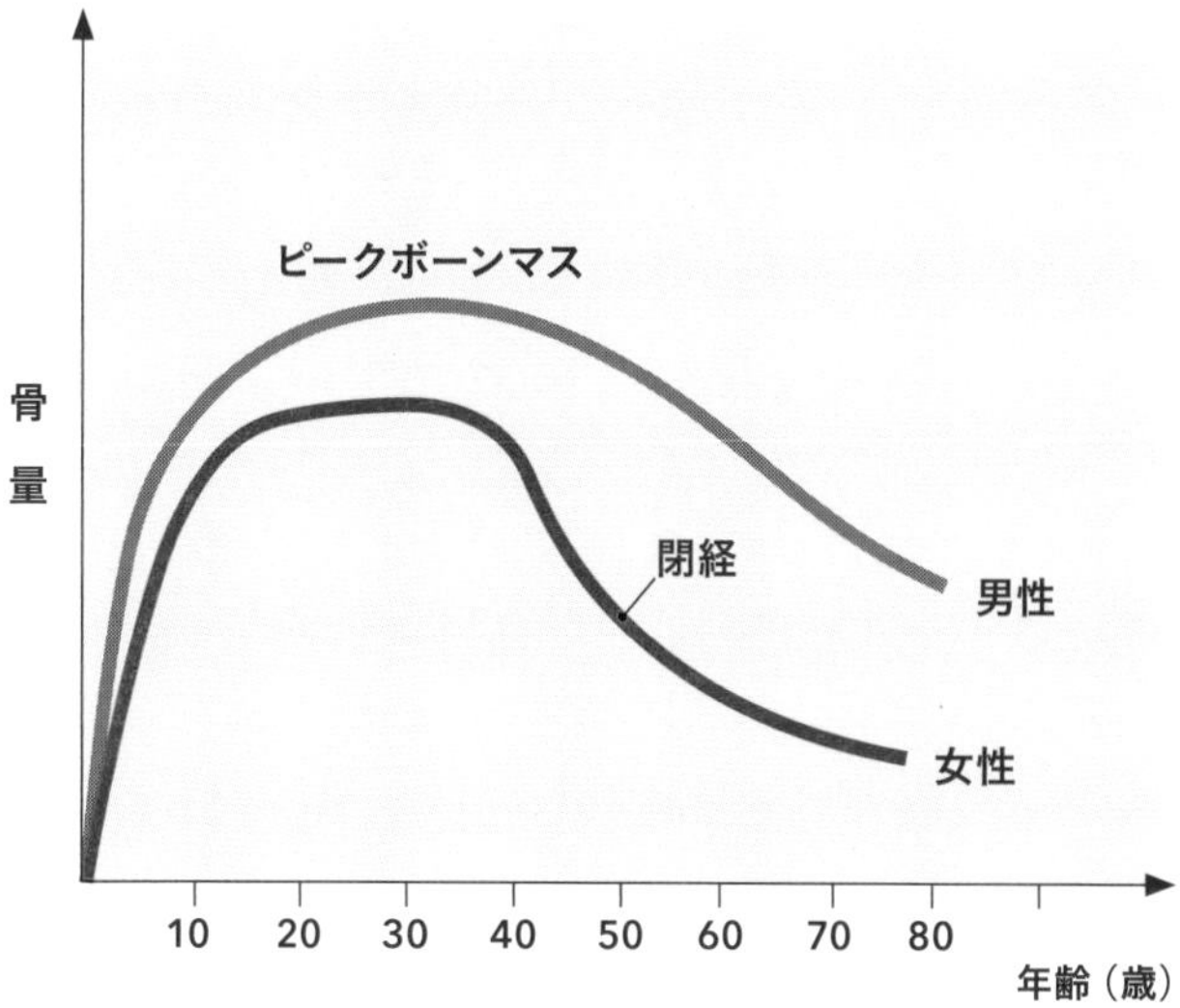

れを示す証拠として、たとえばテニス選手はラケットを持つ手の骨密度が高く、ランナーは脚の骨密度が高いといわれています。**脚の骨を骨折したくなければ、ジョギングや階段の上り下り、縄跳びやジャンプなどで刺激を与えましょう。**

同じ運動でも、浮力で重力が相殺されてしまう水中ウォーキングや水泳、着地衝撃のないサイクリングは、骨を鍛える効果に関してはあまり期待できません。

◆ビタミンDやビタミンKも骨を強くするのに欠かせない

強い骨をつくるためには、運動で刺激を与えるとともに、骨をつくるためのカルシウム、マグネシウム、たんぱく質といった栄養素に加え、カルシウムの吸収を促進するビタミンD、骨へのカルシウムの取り込みを助けるビタミンKも欠かせません。

カルシウムとたんぱく質が豊富な牛乳、カルシウムとたんぱく質に加えてビタミンDも含んでいるサケやサンマ、ビタミンKを含みたんぱく源でもある納豆は骨粗しょう症予防に役立ってくれるはずです。

1日に必要なカルシウムの目安は800ミリグラム。牛乳ならコップ1杯で220ミリグラム、木綿豆腐なら1/2丁で140ミリグラム摂取することができます。大さじ1杯の量で570ミリグラムのカルシウムが摂れ、料理に使いやすい干しエビを粉状にしたものはとてもおすすめの食材です。

また、ニコチンは腸からのカルシウムの吸収を阻害するので、骨のためにも禁煙を。カフェインやアルコールの過剰摂取は骨量を減らすので、注意しましょう。日光にあたると皮下でビタミンDが合成されるので、日差しを浴びることも大切です。

食品に含まれるカルシウム量の目安

食品名		カロリー（kcal）	カルシウム（mg）
チーズ（1切れ約25g）	ゴーダ	95	170
	チェダー	106	190
	ブルー	87	150
	カマンベール	78	120
	クリーム	87	18
	モッツァレラ	69	83
	パルメザン	119	330
	カッテージ	25	14
	プロセス	85	160
	スライス（1枚）	64	120
のむヨーグルト（200g）		130	220
無糖ヨーグルト（100g）		62	120
牛乳（1杯 200g）		134	220
木綿豆腐（1丁 300g）		240	280
絹ごし豆腐（1丁 300g）		186	230
凍り豆腐（1個 16g）		86	100
納豆（1パック 50g）		100	45
煮干し（100g）		332	2200

（出典）『日本食品標準成分表2015年版（七訂）』（全国官報販売協同組合）

「認知症」の原因も脚にある

脚トレ↓136ページ

ＷＨＯ（世界保健機関）の発表によれば、現在、世界にはおよそ５０００万人の認知症患者がおり、毎年１０００万人が新たに認知症を発症しているそうです。

超高齢化が進んでいる日本でももちろん認知症患者は増加傾向にあり、２０２５年には７３０万人になると予測されています。

厚生労働省の調査によれば、２０１２年時点では65歳以上の高齢者の約７人に１人（約15％）が認知症患者でしたが、この割合も高まり、**２０２５年には65歳以上の高齢者の約５人に１人（約20％）が認知症患者となると予想されています。**

認知症とは、生後に正常に発達した認知機能が後天的な脳の障害によって減衰、消失することで日常生活や社会生活に支障をきたすようになった状態を指します。正しくは病名ではなく、その症状を示す言葉です。

また、認知症ではないものの、年齢相応よりも認知機能が低下した状態を軽度認知

認知症患者の将来推計

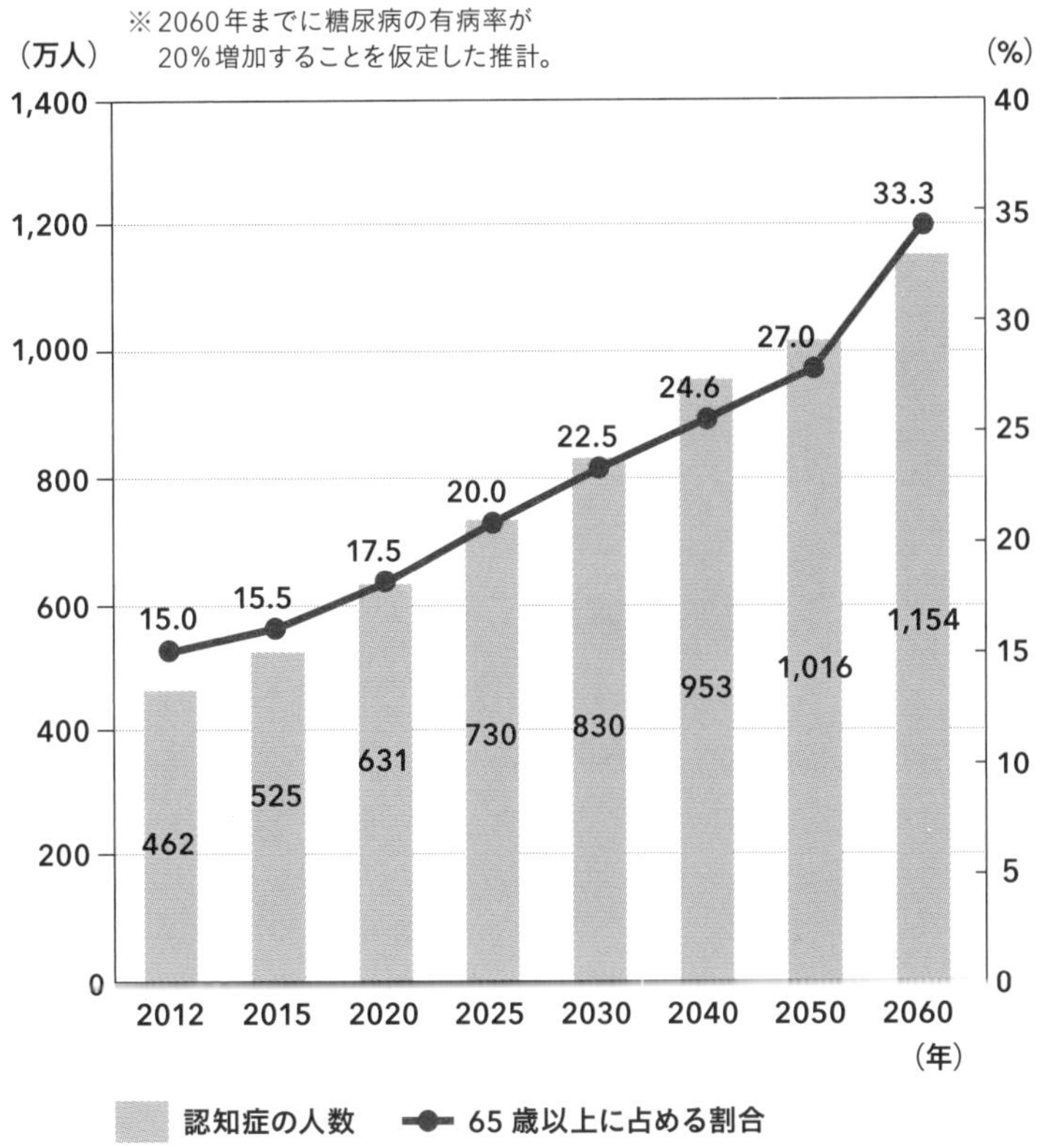

(出典) 65歳以上の認知症患者の推定者の推定有病率「平成29年版高齢社会白書」(内閣府)を基に編集部作成

障害といいます。認知機能（記憶力、言語能力、判断力、計算力、遂行力）に多少の問題が生じているものの、日常生活には問題がない状態のことを指します。

軽度認知障害を放置すると認知症へと進行しやすいのですが、症状が軽度であれば努力次第で年齢相応に戻るとされています。

◆認知症は大きく分けて4種類ある

認知症にはその原因などによって、いくつか種類があります。代表的なのは、アルツハイマー型認知症、脳血管性認知症、レビー小体型認知症、前頭側頭型認知症の4種類。日本人の認知症のうち、65％以上をアルツハイマー型認知症が占めています。

アルツハイマー型認知症は、脳の中にアミロイドβというたんぱく質がたまり、このたんぱく質の毒性によって神経細胞が破壊されることで発症すると考えられていますが、どうしてアミロイドβがたまるのかはわかっていません。

脳血管性認知症は、脳梗塞や脳出血といった脳の血管の障害によって生じます。脳の血管に障害を引き起こすのは、高血圧や糖尿病といった生活習慣病です。生活習慣

主な認知症の種類別割合

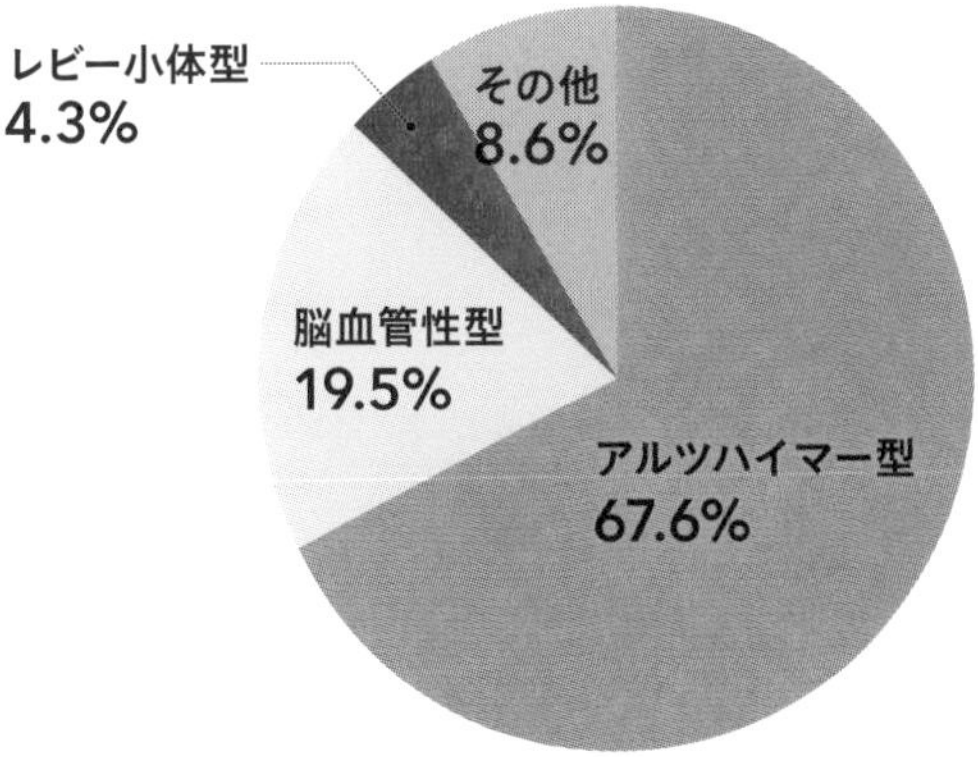

（出典）厚生労働科学研究費補助金認知症対策総合研究事業「都市部における認知症有病率と認知症の生活機能障害への対応」平成23年度～平成24年度総合研究報告書

病については、継続的な運動と、栄養バランスのとれた食生活によって予防することができます。脚を鍛えることが糖尿病予防になるというのは、82ページからの糖尿病のパートで述べた通り。つまり、**脚を鍛えること、運動をすることは、脳血管性認知症の予防になる**ということです。

レビー小体型認知症は、脳内にレビー小体というたんぱく質がたまり、神経細胞がダメージを受けて生じます。この原因も未解明です。

前頭側頭型認知症は、脳の前頭葉と側頭葉が変性する指定難病、前頭側頭葉変性症から発症します。

◆体を動かすことで脳を鍛えることができる

認知症予防のために脳を鍛える。そう聞くとみなさんは何を思い浮かべるでしょうか。多くの人の頭に真っ先に思い浮かぶのは〝脳トレ〟でしょう。簡単な計算や音読などをすると、脳で認知を担っている部分が活性化されるとわかったことで、しばらくの間、脳トレがブームになりました。クロスワードパズルや数独なども頭の体操として人気が高いですよね。

動かさないと筋肉が落ちて体力が低下するように、脳も使わないと能力が落ちて認知機能が低下する恐れがあると思うので、計算やパズルで脳を刺激するのは良いことでしょう。しかし、**認知症予防を考えるのであれば、積極的に体を動かすこと**をみなさんに推奨したいのです。

脳はさまざまな部位に分かれ、それぞれに役割があります。たとえば大脳の前側に位置する前頭葉は、思考や感情などをコントロールするところ。計算問題などにチャレンジした際に刺激されるのは前頭葉です。

大脳の横の部分に位置するのが側頭葉。記憶の保持や聴覚情報の処理を担当している場所で、昨日あった出来事を思い出すなど、記憶を呼び出す際に刺激されます。頭のてっぺんのやや後ろに位置する頭頂葉は、空間認知や、感覚情報を司る部分。手や足、口を動かすことで刺激されます。

主に視覚情報の処理をしているのが、頭の後ろ側にある後頭葉。人の顔や物の形などを認識するのは後頭葉の働きによるものです。

体のバランスをとるための筋肉の無意識の動きをコントロールしているのが、小脳。歩くときや走るとき、バランスボールの上に座ったときなどに、**転倒しないでいられるのは小脳の働き**によるものです。

そして**体を動かす際に指令を出しているのは、大脳の運動野と呼ばれる場所**です。

みなさんがテニスをしたとしましょう。ボールを追いかける、ラケットを振るといった指令は運動野が出しています。ボールのスピードや、落下点を把握しようとしたとき、視覚情報を処理する後頭葉や空間認知を司る頭頂葉が働いていることになります。走るとき、ジャンプをするとき、体のバランスを保つために小脳は働き続けています。普段、意識することは少ないかもしれませんが、人が運動をするときに活躍するのは筋肉だけではありません。脳ものすごくよく使われているのです。

積極的に体を動かすことが、脳を鍛えること、認知症予防につながることがイメージできたのではないでしょうか。

実際に、運動習慣の有無と、**アルツハイマー型認知症の発症の危険度**を調べた研究があります。その研究報告によれば、**まったく運動をしない人の危険度を1とした場合、ウォーキング以上の強度の運動を週3回以上行っている人のリスクは半分の0・5になる**そうです。体を動かす意欲が湧いてきませんか？

骨粗しょう症のパートにも書きましたが、90歳を過ぎても元気だった私の祖父は、太ももの骨折をきっかけに歩けなくなり、そこから一気に認知機能が低下してしまいました。体を動かすことは、それだけ脳に大切なことなのだと思います。

◆バランスボールに座ると脳が鍛えられる

私が認知症予防のためにおすすめしたいのが、**日常的にバランスボールに座ること**です。

バランスボールはアスリートが使うギアとして知られ、私も担当しているアスリートのトレーニングに活用していますが、もともとは神経系のリハビリテーションツールとして医療用に使われてきた歴史があります。

　バランスボールは、1963年にイタリアで開発されました。それをスイスの理学療法士たちが、神経系に障害を持っている子どもたちのリハビリに使ったところ、一定の成果が上がり、脚光を浴びました。そして1970年代には、アメリカで小児麻痺のリハビリにも使われるようになりました。

　こうした経緯があることから、私はバランスボールをアスリート向けのトレーニングツールとしてだけでなく、一般向けの脳活性ツールとしても活用しており、高齢者向けの講習会でも積極的に紹介しています。

　バランスボールに座ると、体はグラグラと不安定な場所に置かれるので、バランスを保とうとして小脳を中心に脳が活性化し、脳への血流が促されます。最近では、椅子の代わりにバランスボールを導入している会社もたくさんあるほど。ぜひ、みなさんにも活用してもらえたらと思います。

「心肺機能」の衰えは脚の衰えから始まる

脚トレ→138ページ

心肺機能とは、吸い込んだ酸素を肺で血液に溶かし込み、心臓のポンプ作用によって血流を促して、全身に酸素を供給する働きのこと。酸素を全身に供給すると同時に、筋肉などから排出された二酸化炭素を回収して、体外に出すことも行っています。

心肺機能が衰えれば、**階段を上っているとすぐに息が切れる、軽い運動をしただけなのにすぐに疲れてしまう**といったことが起こります。

心肺機能を維持、向上するためには、それなりの強度で運動をする必要があります。たとえば最寄り駅まで歩いて往復する、自転車で近所のスーパーまで買い物に行く、洗濯や掃除などの家事をするといったレベルでは強度が足らず、効果的に心肺機能を改善することはできません。

心肺機能を向上しようとした場合、どの程度の強度の運動が必要なのか。目安として用いられるのが、「その運動をどのくらい辛いと感じたか」を指標化した主観的運動強度（ＲＰＥ）というものです。非常にきつい、かなりきつい、きつい、ややきつい、楽である、かなり楽である、非常に楽であるの7段階に分けられており、**心肺機能を高めるならば、「ややきつい」強度で運動をする必要がある**とされています。

では、「ややきつい」強度とはどのくらいなのか。ウォーキングであれば、その最中に鼻歌が歌えたり、ペチャクチャとおしゃべりが楽しめるなら、それはおそらく「楽である」から「非常に楽である」の間の強度。**息が軽く上がり、安静時よりも心臓がバクバクする。これが「ややきつい」のレベル**です。

もし心拍数を測定できるランニングウォッチなどを利用するのなら、目安となるのは最大心拍数の60〜80％の強度になります。

「ややきつい」のレベルでウォーキングなどの運動をするためには、一定以上の脚の力も重要になります。脚が衰えて、トボトボとしか歩けなければ、心肺機能の向上に必要な「ややきつい」のレベルまで運動強度を上げることができません。

心肺機能が低下すれば疲れやすくなり、歩くこと、階段を上ることが億劫になるでしょう。そうすれば、ますます脚が衰えるという負のスパイラルに陥ってしまいます。

脚を鍛えれば「冷え性・むくみ」の予防になる

脚トレ↓144ページ

私たちの体は自律神経の働きによって、常に37℃前後の体温に保たれています。寒い冬、気温が0℃のような環境でも体温を保っていられるのは、自分自身で熱を生み出し、体温が一定になるようにコントロールしているからです。

この熱を生み出すという作業に最も貢献しているのが筋肉です。体内の熱産生の約6割を担っているのが筋肉。残りの2割が肝臓や腎臓、2割は褐色脂肪だといわれています。つまり**筋肉量が多い人は、熱を生み出す力が高いということ。反対に筋肉量が少ない人は、熱を生み出す力が低く、冷え性に悩まされる場合が多い**のです。

実際にトレーニングの現場でも、筋トレを始めたことで「寒さに強くなった」「冷え性が改善された」「汗をかくようになった」といった声をよく聞きます。

脚を鍛えて筋肉量を増やすと、冷え性が改善される可能性はあります。 しかし、筋肉量が多ければ冷え性に悩まされないというわけではありません。たとえばラグビー選手のように筋肉量が多い人でも、冷え性という人はいます。冷え性の原因は1つではありません。ストレスによる自律神経の乱れ、偏った食生活なども原因になるので、生活全般を見直す必要があるでしょう。

手足の冷えに悩む人の割合が男性より女性のほうが多いのには理由があります。私たちの体温は37℃前後に保たれるようにできているという話をしましたが、体の中心部に行くほど温度は高く、安定しています。手足や皮膚に近い部分は低く、体の中心部は脳や心臓などの臓器の働きを保つために高く保たれているのです。この安定した高い温度を中核温と呼びます。

最近は、感染症の流行拡大の一環で、オフィスなどに入る前に検温をする機会が増えていますが、非接触型の機械ではなかなか正確に検温できないのは、体の末端や表面の温度は、環境温の影響を強く受けるからです。

中核温を保つためには、たくさんの血液が必要になります。**女性には子宮がある分、男性よりも温めるべき部分が多いため、外気温が下がるとより中心部に血液が集中し、手足の先まで血液が届きにくくなる**のです。

「冬山に挑んだ登山家の指先が凍傷になった」というのも理屈は同じ。生命活動を維持するために、中核温の維持が優先された結果なのです。

冷え対策には脚を動かすことも有効です。**脚を動かせばミルキングアクションと呼ばれる筋肉のポンプ作用によって、血流が促進されます。**筋肉を動かすことで熱も生まれます。そうすれば冷えた手足の指も温まってくるはずです。

冷え対策として手袋や靴下を二重にしているという人がいますが、解決策としてはあまり有効ではありません。ついつい冷えを感じる部分をなんとかしようと思ってしまいますが、中核温の維持をサポートするもの、たとえばダウンベストや腹巻などを身につけると血液が手足に届きやすくなるでしょう。脚を動かすことと合わせて、試してみてください。

◆脚を鍛えてむくみにくい体に

むくみの原因は主に血流にあります。血液を全身に送り出すのは心臓の役割ですが、下半身に送られた血液が心臓に戻るためには重力に逆らう必要があります。そこで重要になるのがミルキングアクションです。ふくらはぎの筋肉を中心に起こる筋肉のポンプ作用によって、血管が圧迫され、心臓に戻る血液がスムーズに流れます。

長時間座りっぱなしだったり、立ちっぱなしだったりした際に脚がむくんでしまうのは、脚の筋肉を動かしていないためにミルキングアクションが起きず、血液がうまく循環できていないからなのです。脚がむくみやすいという人は、脚の筋肉を動かす量が不足している可能性があります。

仕事中はヒールの高い靴を履いているという女性は、脚がむくみやすい傾向があります。ハイヒールの靴は、その構造上、歩いているときもふくらはぎの筋肉は縮んだままでほとんど動きません。そのためミルキングアクションが起こりにくいのです。

脚を鍛えて下半身の筋肉量を増やすことも、むくみ予防になります。脚に筋肉がしっかりとあれば、ミルキングアクションの作用も大きく、全身の血流はスムーズになります。反対に脚の筋肉量が少なければ、作用は小さくなり、むくみやすくなってしまうのです。

むくみは、さまざまな疾患が原因で起こる場合もありますので、症状が長期にわたる場合や、体調不良などが伴う場合は、医師の診断を受けてください。

「ストレス」対策にも脚を動かすことが有効

脚トレ↓65ページ〜

ストレスが体に及ぼす影響はさまざま。ストレスを受けると、心拍数が高まり血圧が上昇する、呼吸が浅く速くなる、血液中にアドレナリンなどのホルモンが分泌される、肝臓の蓄積糖分が血液中に放出される、筋肉が緊張する、末端部分への血行が減少して手足が冷たくなる、発汗が増える、消化器への血行が著しく低下する、といったことが起こります。

また高血圧、不整脈・心臓病、呼吸不全・喘息・過換気症候群、胃腸障害・胃潰瘍・便秘・下痢、肥満・糖尿病、悪性新生物（ガン）、頭痛、腰痛・肩こり、不安障害・不眠といった病気もストレスが原因になることが認められています。

効果的なストレスの発散方法は人それぞれ。スポーツかもしれませんし、読書や映画・音楽鑑賞かもしれません。実際に体が強いストレスを受けているときは、何かをしようという意欲が湧かない、やりたいことが思い浮かばないということが起こります。自分はどうすればストレスが発散できるのかを知っておくこと、家族や友人に知っておいてもらうこと、手帳などに書き出しておくことが大切です。

体を動かすことはストレス対策にとても有効です。スポーツをする楽しさ、技術進歩や目標到達による達成感、仲間との一体感は、**体内のストレスホルモン、コルチゾールを大きく減少させる**といわれています。

また、**継続的に運動を行うと物理的なストレッサー（寒さ・暑さ・騒音など）への適応力が向上**します。外部環境の変化に対して、血管や汗腺を働かせて体温を素早く調整できるようになるのです。

快適な室温の家の中でのんびりしていても自律神経が働くことはあまりありませんが、屋外でウォーキングやランニングをすれば自律神経の働きが活発になります。運動をすることは、自律神経を鍛え、整えることにもつながるのです。

ちなみに、間違ったストレス解消法とされているのが、過剰飲酒と過食です。これらはストレスレベルを下げる方法ではなく、ストレスへの感覚を鈍くする手段です。

脚を鍛えて、動かして「免疫力」を維持

脚トレ↓65ページ～

免疫とは細菌やウイルスから体を守ってくれる防御システムのことで、自然免疫と獲得免疫の2種類があります。

体の中に細菌やウイルスが侵入すると、その侵入者（抗原）に対抗して自分を守るための抗体を作って攻撃をします。このように自然に獲得した免疫を自然免疫といいます。同じ種類の抗原が再び体内に侵入すると、既に記憶されている免疫が活性化され、抗原を追い払います。これが獲得免疫です。

自然免疫、獲得免疫に関わっているのは免疫細胞。主に骨髄と胸腺でつくられ、血液とリンパ液に乗って全身を巡っています。

免疫力と呼ばれているのは、この免疫システム全般の機能のこと。免疫機能が低下すると、風邪を引きやすくなったり、感染症に感染しやすくなるとされています。

免疫力が低下する要因は多岐にわたります。食生活の偏り、睡眠不足、疲労、運動不足、ストレス、自律神経の乱れ、冷え、喫煙、過度の飲酒などが原因とされています。**免疫機能を維持するためには、良質なたんぱく質、ビタミン、ミネラルが必須**とされていますので、まずは食生活を整える必要があるでしょう。

運動不足の解消には、もちろん脚を鍛えるトレーニングやウォーキングやランニングなどの有酸素運動が有効です。脚の筋肉量を増やし、日常的によく体を動かせば冷えも予防することができます。継続的な運動は、ストレス対策になり、自律神経の働きを整えることにつながります。自律神経が整えば睡眠の質も向上するでしょう。

つまり、**食生活の改善と、運動習慣によって、免疫力低下の原因となるほとんどのことを避けることができる**のです。

毎年、冬になるとインフルエンザなどの感染症が流行するために、「免疫力アップ」といった特集がテレビや雑誌などで組まれることがありますが、実は対策はとてもシンプルなこと。**栄養バランスのとれた食生活をする、適度な運動をする、よく寝る、体を冷やさないように気をつける。**これらを心がけていれば、あなたが持つ免疫機能はしっかりと働いてくれるはずです。

「慢性疲労」脱却にも脚トレが有効

脚トレ↓65ページ〜

疲れが肉体的なものであっても、精神的なものであっても、疲労を抜いて体を回復させるためには質の高い睡眠をとることが大切です。いくらストレッチをしても、マッサージを受けても、たっぷり半身浴をしても、十分に睡眠時間がとれていなければ、疲れをとることは難しいといえるでしょう。

朝スッキリと起きられない、寝ても疲労感が抜けないという場合、睡眠時無呼吸症候群になっている可能性があります。睡眠時無呼吸症候群とは、睡眠中に空気の通り道である上気道が狭くなることで、無呼吸状態が繰り返される疾患。心筋梗塞や脳卒中といった命に関わる合併症にもつながるとされています。睡眠時無呼吸症候群は、CPAPという治療をすると高確率で改善します。気になる方は一度睡眠外来を受診してみてください。

顎が小さい、扁桃が大きい、舌が大きいといった生まれつきの身体的特徴や、慢性的な鼻炎なども睡眠時無呼吸症候群の原因になるのですが、肥満も大きな要因。喉の周辺に脂肪がつくと上気道が狭くなりやすいのです。

肥満を防ぐには、食べすぎないこと、適度な運動をして消費カロリーを増やすこと、下半身の筋肉量を増やして基礎代謝量を上げることがカギになります。**脚を鍛えることが肥満を防ぎ、その結果、睡眠時無呼吸症候群を予防することになる**のです。

また、肉体的な疲れやすさを感じる大きな原因は脚の衰えにあります。運動不足の生活が続き下半身の筋肉量が減れば、今までよりも少ない筋肉量で体を支えなくてはいけません。体脂肪が増えていればなおさら大変です。階段の上り下りがきつくなる、少し歩いただけで疲れてしまうのは、当たり前だともいえます。

そして運動はストレスの発散や、自律神経を整えることにつながります。それは、睡眠の質を高めることともイコールです。

脚を鍛えること、運動をすることは、疲れにくい体づくりと、疲れが抜けやすい質の高い睡眠につながっているのです。

脚の衰えが「腰痛」につながる可能性もある

脚トレ↓142ページ

厚生労働省の推計によると、腰痛を抱えている日本人はおよそ2800万人。ざっと4人に1人という計算です。特に40代以上に多いとされていますから、本書を手に取られた方の中にも腰痛に悩まされている方はたくさんいるかもしれません。

腰痛の85%は痛みの原因がはっきりとわからない非特異的腰痛と呼ばれるもので、原因が特定できるものは15%にとどまります。

原因が特定できるのは、椎間板ヘルニア、腰部脊柱管狭窄症、重篤な脊椎病変、内臓の病気などによる腰痛で、これらは病院での画像診断や精密検査で診断されます。

非特異的腰痛は心因性のケースがあります。そのため日本整形外科学会と日本腰痛学会が監修した「腰痛診療ガイドライン」では、3か月以上続く慢性腰痛の治療について、抗炎症薬、鎮痛剤に加えて、抗不安薬と抗うつ薬が推奨されています。

画像診断や精密検査でも原因がわからない腰痛の中には、筋肉の硬さや弱さに起因するものがあります。そして筋肉に原因がある腰痛の多くは、骨盤や背骨を動かさない生活から生じます。**座る時間が長すぎる生活や運動不足の生活によって、腰の周辺、骨盤や背骨を支えている筋肉の衰えを招き、腰痛につながる**ということです。

たとえば骨盤を支えている大臀筋が衰えれば、骨盤が不安定になり、姿勢が悪化します。不良姿勢は当然、腰痛の原因になります。

腰椎と骨盤、骨盤と大腿骨をつなぐ腸腰筋が弱くなったり、硬くなったりすれば、立つ、歩くといった動作をする際に正しい姿勢が維持できなくなります。腰椎、骨盤に関係する筋肉が衰えたら腰痛を起こすだろうことは想像しやすいでしょう。

また股関節の硬さ、動きの悪さも腰痛の引き金になります。股関節が硬くなると、それをカバーするために、連携している背骨に余計な負荷がかかり、それが腰痛の一因になるのです。**股関節の動きに関係しているのは腸腰筋、大腿直筋、ハムストリングスなどの筋肉。**いずれも運動不足だと硬くなりやすい筋肉です。

原因がはっきりしない腰痛は、脚を動かし、鍛えることで予防・改善できる可能性があるということです。

脚を動かす運動が「高血圧」対策になる

脚トレ↓65ページ〜

血圧とは、心臓が拍動して血液を押し出す際に動脈の内側にかかる圧力のこと。動脈の内側にかかる圧力は、心臓が収縮して血液を押し出したときの収縮期血圧（上の血圧）と、心臓が拡張して血液をためたときの拡張期血圧（下の血圧）があります。

診察室で測定した収縮期血圧が１４０㎜Hg以上、または拡張期血圧が90㎜Hg以上だと高血圧と診断されます。

厚生労働省が3年ごとに実施している患者調査によると、２０１7年時点の高血圧疾患の総患者数の推計は９９３万7０００人となっています。

血圧が高い状態が続くと、血管に持続的な圧力がかかり、動脈硬化を引き起こします。高血圧は自覚症状がほとんどないうえに、心筋梗塞、脳卒中といった命に関わる疾患につながることから、サイレントキラー（沈黙の殺し屋）という恐ろしい異名がついています。「血圧が高くても元気だから大丈夫」などと油断してはいけません。

日本高血圧学会が発表している「高血圧治療ガイドライン２０１９」には、高血圧の予防、改善のための生活習慣の改善ポイントは、食塩制限、野菜・果物の積極摂取、適正体重の維持、運動、節酒、禁煙とあります。

目指す適正体重は、ＢＭＩ（体重[kg]÷身長[m]^2）が25以下、運動は有酸素運動を毎日30分、または週に１８０分以上行うことが推奨されています。有酸素運動の強度としては、ややきついと感じるレベルが望ましいでしょう。あなたはこれだけの運動時間を確保できているでしょうか。

ＢＭＩを下げようと思ったら、脚の筋肉量を増やし、基礎代謝量を上げることが有効です。脚の筋肉量が増えれば、有酸素運動を行った際の消費カロリーも増えるので、食生活の改善と同時に行えば、体脂肪は確実に減っていきます。また**筋トレ自体にも血圧を下げる効果がある**という研究報告もたくさんあります。

ただし、すでに高血圧と診断されている人は、運動を始める前に必ず主治医とよく相談してください。運動をすると、その最中は一時的に血圧が上昇します。そのため、高血圧の程度によっては、運動が逆効果になることがあるのです。

骨盤底筋群を鍛えて「尿もれ」を予防

脚トレ↓140ページ

年をとると、排泄をうまく制御できなくなることがあります。自立した生活を送るために排泄のコントロールは欠かせませんし、それができなくなると自信を失ってしまったり、人間としての尊厳が損なわれたような感覚に陥ることもあります。予防したい、すでにその兆候を感じているから改善したいという人は多いでしょう。

尿もれや便もれは、家族にも打ち明けにくいデリケートな問題ですが、多くの高齢者が悩まされていることも事実です。

尿もれ・便もれには、内臓や神経の疾患などさまざまな要因がありますが、**排泄に関わる筋肉の衰えも原因の1つ**です。疾患によるものを予防するのは難しい部分もあるのですが、筋肉の衰えはトレーニングによってある程度避けることができます。

体内で尿をためておく場所である膀胱は、500ミリリットルほどの水分をためられる袋のようなもの。膀胱の出口は下を向いていて、尿がもれ出さないように、膀胱括約筋と尿道括約筋という2つの筋肉で閉じられています。膀胱がいっぱいになると、脳から指令が伝達されて尿意をもよおし、膀胱括約筋と尿道括約筋が緩んで排尿するという仕組みになっています。

一方、便がたまるのは、大腸の末端である直腸。直腸の出口は肛門で、内肛門括約筋、外肛門括約筋という2つの筋肉が、その門を閉じています。

ここまでに尿と便がもれないようにそれぞれの出口を閉じている4つの筋肉を紹介しました。この4つの筋肉は、自分の意思で動かせる随意筋と、自律神経などによって支配され自分の意思とは無関係に動く不随意筋に分けられ、尿道括約筋と外肛門括約筋は随意筋、膀胱括約筋と内肛門括約筋は不随意筋です。

そして、自分の意思とは無関係に働く不随意筋を鍛えることは難しいのですが、随意筋はトレーニングで鍛えることが可能です。

つまり、**膀胱を閉じる働きをしている筋肉の1つの尿道括約筋と、肛門を閉じる働きをしている筋肉の1つの外肛門括約筋は鍛えることができ、尿もれ・便もれの予防につながる**ということです。

尿道括約筋と外肛門括約筋は、骨盤底筋群と呼ばれる筋肉軍の一部です。骨盤は、膀胱や直腸（女性の場合は子宮も）などの内臓を入れた器のようなもの。骨盤底筋群は骨盤の底部についていて、骨盤内の臓器をハンモックのような状態で支えています。

骨盤底筋群の衰えによる尿もれ・便もれは、腹圧性失禁と呼ばれています。腹圧は、咳やくしゃみをしたとき、急に立ち上がったとき、重い荷物を持ち上げたときなどに高まります。骨盤底筋群が衰えていると、腹圧が高まったときに、そのプレッシャーに負けて尿もれ・便もれを起こすことがあるのです。

骨盤底筋群は骨盤の底部、臀部の筋肉に近い場所にある下半身の筋肉です。脚と一緒にしっかりと鍛えて、尿もれ・便もれを予防しましょう。

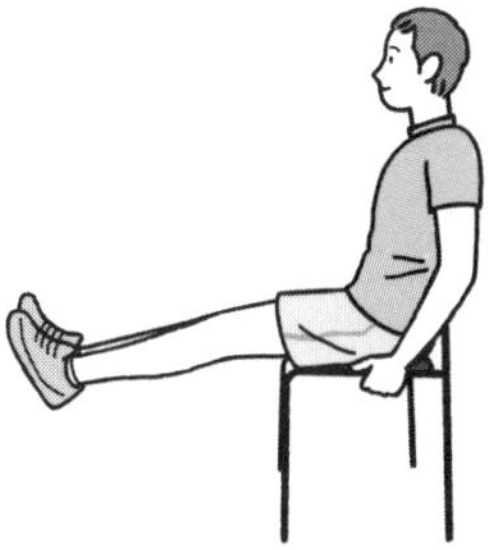

症状別 脚トレ

トレーニングの進め方

気になる症状の種目を1日1回、
毎日続ける。
体力に合わせて、
種目を増やしていこう。

- 裸足で行うトレーニング以外は、室内履きで行うことをおすすめします。（靴下やスリッパは滑るので危険です）
- 痛みのある方は医師の診断を受けてから行ってください。
- 医師に運動を制限されている方は行うことができません。

糖尿病

有酸素運動のようにリズミカルに動いて糖を消費し、大きな筋肉を繰り返し動かすことで血糖値を下げる脚トレです。

※この2種目を交互に行い、合計5分運動します。少しずつ時間を伸ばしていき、最終的には10～15分続けられるようになると効果的です。

◆胸&背中スクワット

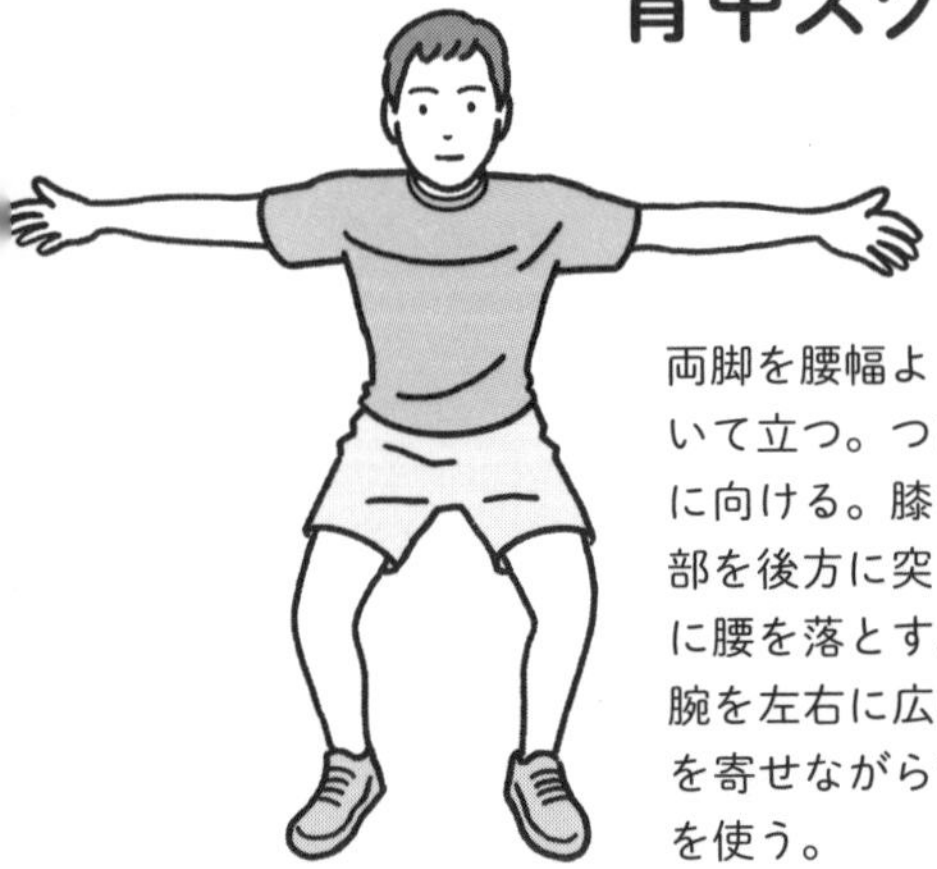

1

両脚を腰幅よりも広く開いて立つ。つま先は外側に向ける。膝を曲げ、臀部を後方に突き出すように腰を落とす。同時に両腕を左右に広げ、肩甲骨を寄せながら背中の筋肉を使う。

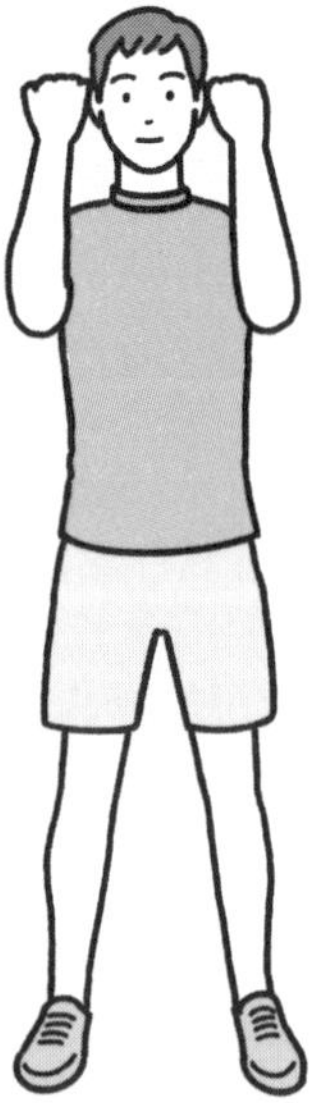

2

膝を伸ばして元に戻ると同時に、両肘を胸の前で合わせるようにし、胸の筋肉を縮める。1、2それぞれの動作を1秒でできるぐらいリズミカルに10回繰り返す。

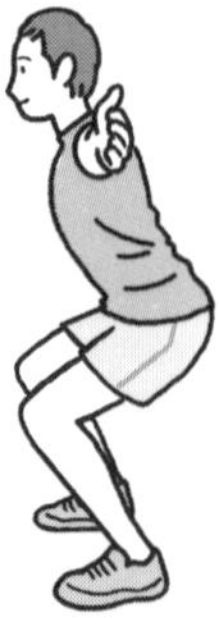

ポイント

腰を落とすとき、臀部を後方にしっかりと突き出す。背中は反らせてカーブをつくる。

◆肩甲骨 フロントランジ

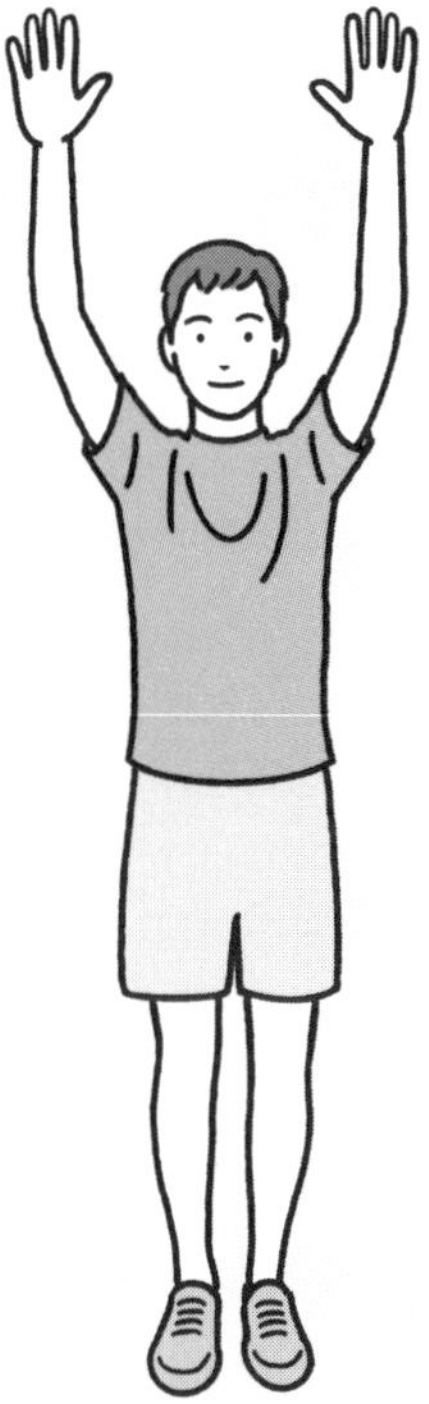

1

両脚を腰幅に開いて立つ。両腕をまっすぐ天井方向に伸ばす。背すじは伸ばし、視線は前方に。

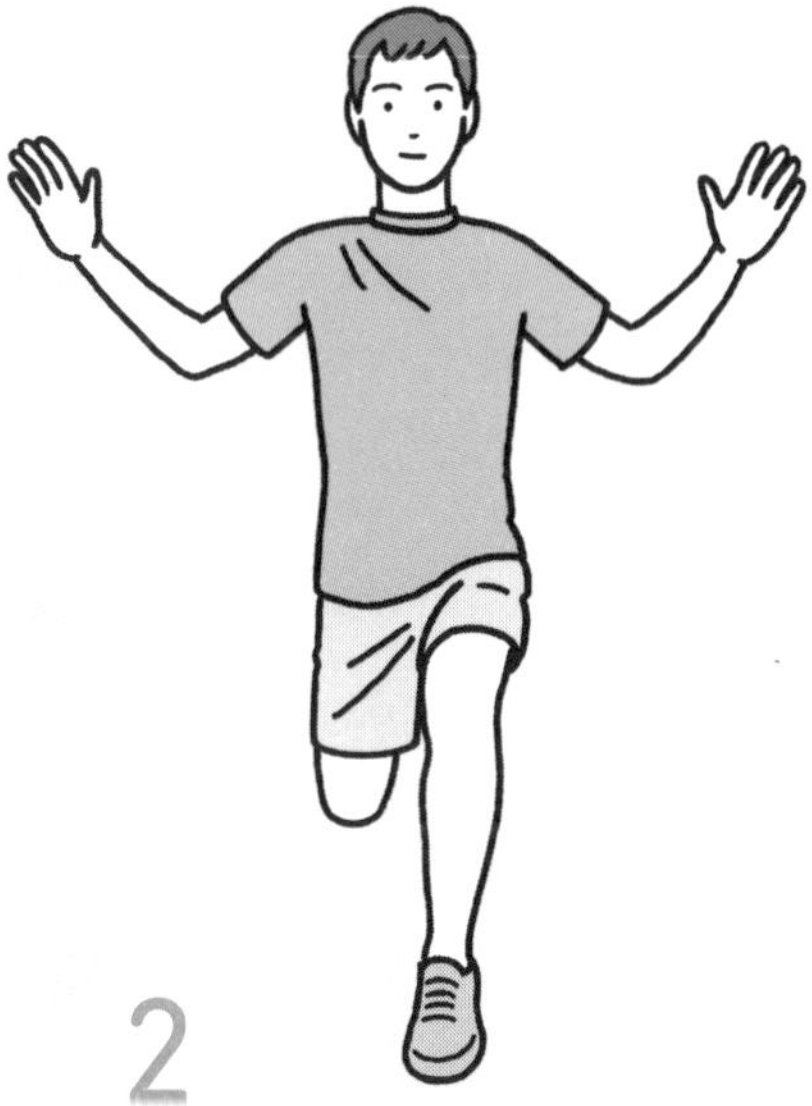

2

片脚を大きく前に踏み出しながら、両手を下げて肩甲骨を寄せて背中の筋肉を使う。元に戻り、今度は反対側の脚を前に出す。1→2、2→1の動作をそれぞれ1秒で、リズミカルに行う。左右で1回。10回繰り返す。

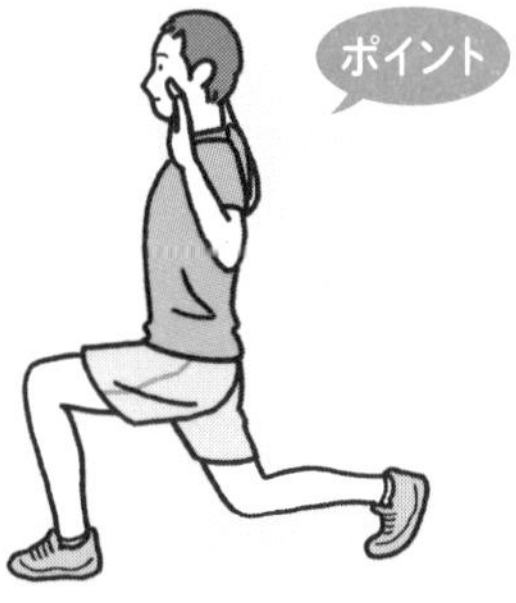

脚を前に出したときに、前方の脚の膝がつま先より前に出ないように注意。肩甲骨をしっかりと寄せる。

変形性膝関節症

変形性膝関節症を予防するためには、膝を適度に動かすことが大切です。曲げ伸ばしの繰り返しを習慣化しましょう。

◆レッグエクステンション

1

椅子に深く座り、両脚は腰幅に開いて床に。座面を両手で握る。

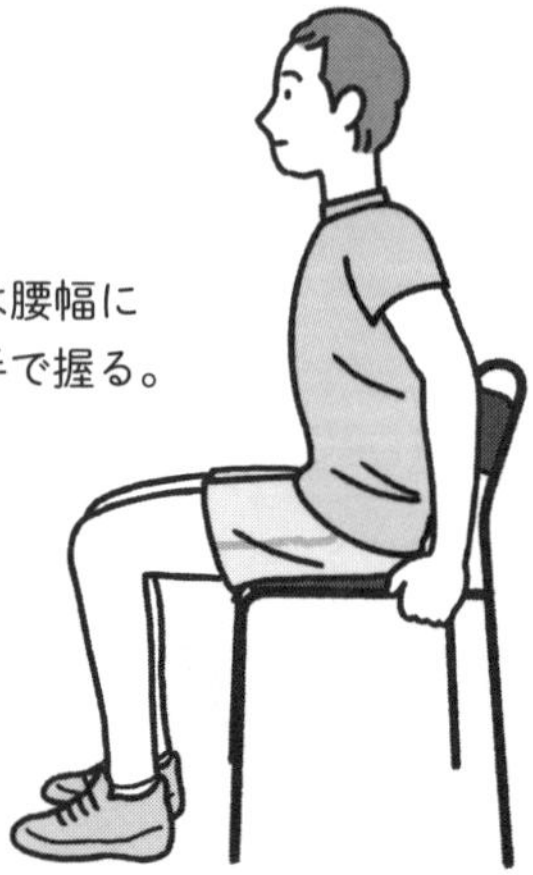

2

片方の膝を2秒かけてしっかりと伸ばし、1秒止める。2秒かけて元に戻る。20回×2～3セットを目標に。反対側の脚も同様に行う。

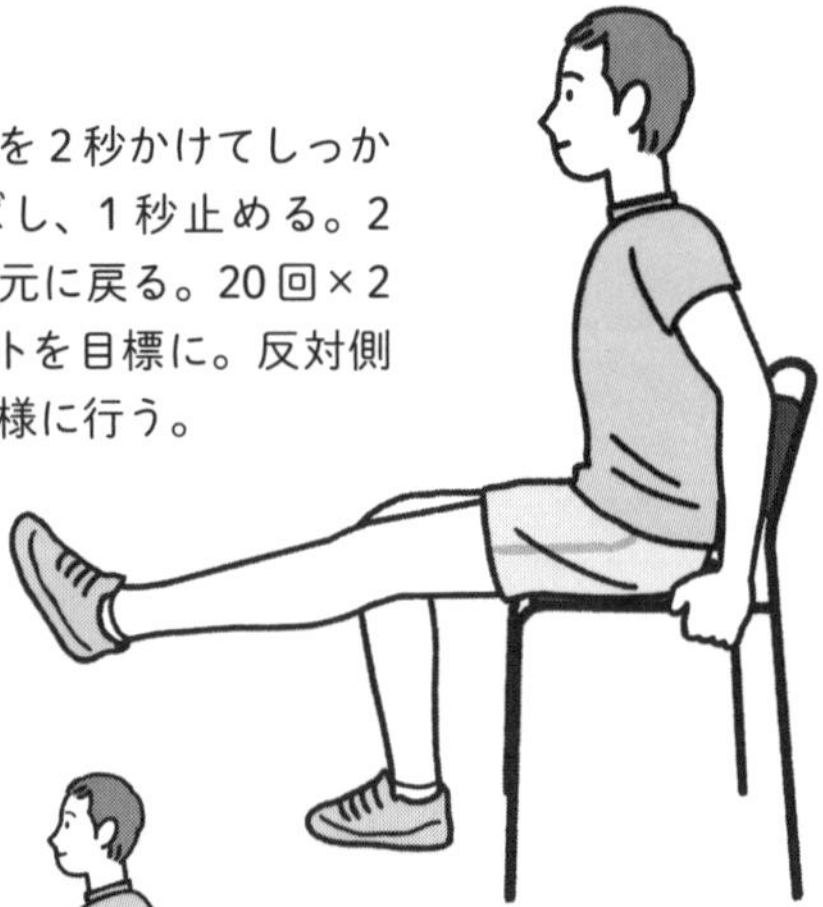

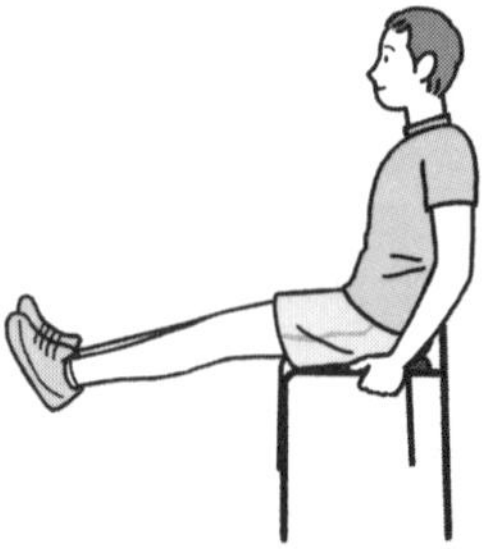

応用

少し強度を上げたい場合は、両膝を同時に伸ばす。

◆クッションつぶし

1

床に座り、片脚を二つ折りにしたクッションの上に乗せる。反対側の脚は膝を曲げて、足裏を床につける。両手を床についてバランスをとる。

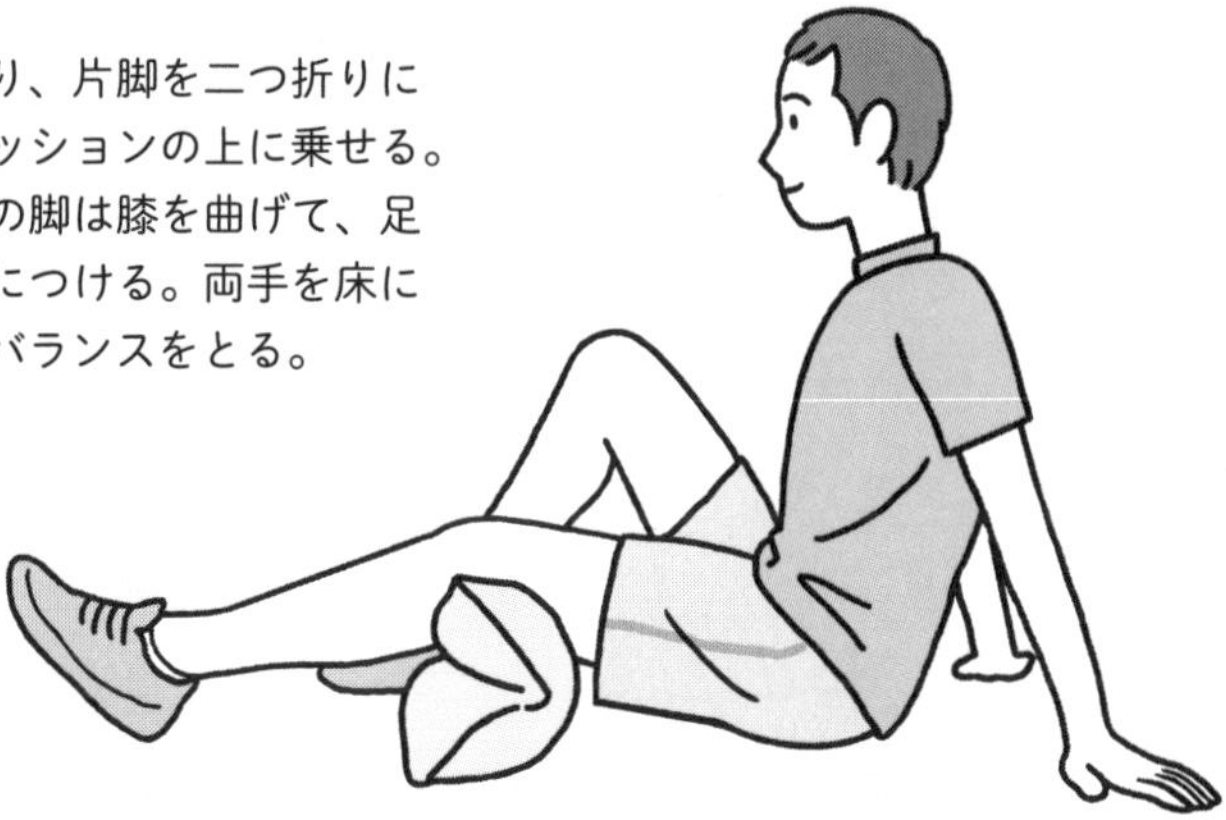

2

膝裏でクッションをつぶすように、足首を曲げながら2秒かけて膝を伸ばす。4秒停止し、2秒かけて戻る。20回×2～3セットを目標に。反対側の脚も同様に行う。

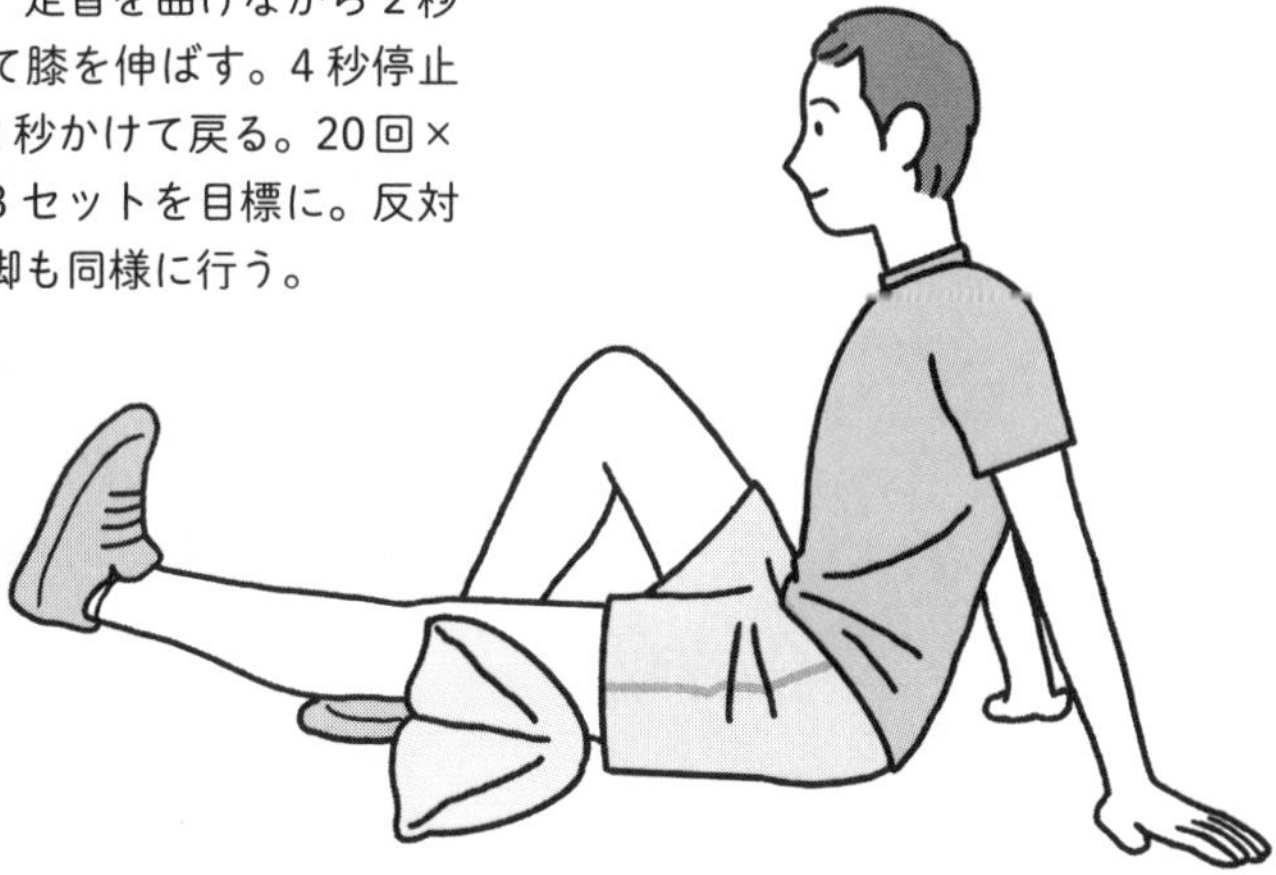

骨粗しょう症

骨を強くするためには、強い刺激を与えマイクロクラック(微細骨折)を起こす必要があります。ジャンプ系トレーニングで脚の骨を強化しましょう。

◆両脚閉じ骨ジャンプ

1

両脚を大きく開いて立つ。軽く膝を曲げ、つま先は少し外側に向ける。椅子の背もたれを両手でつかむ。

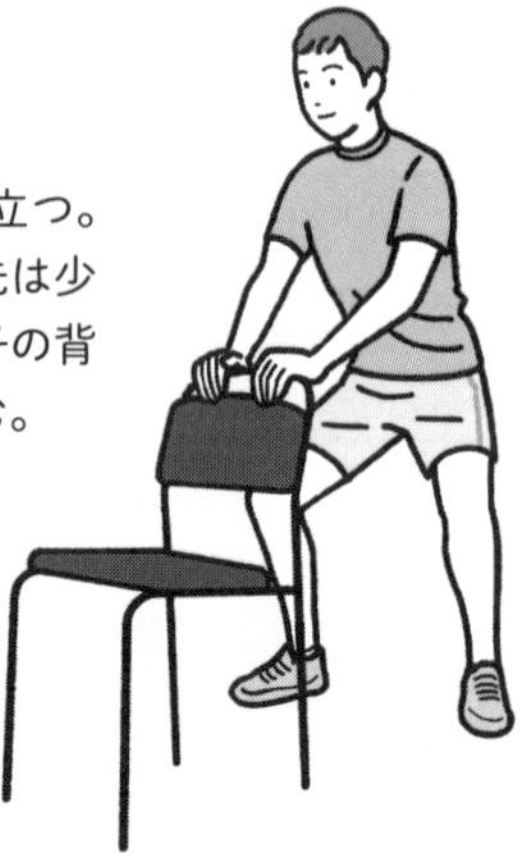

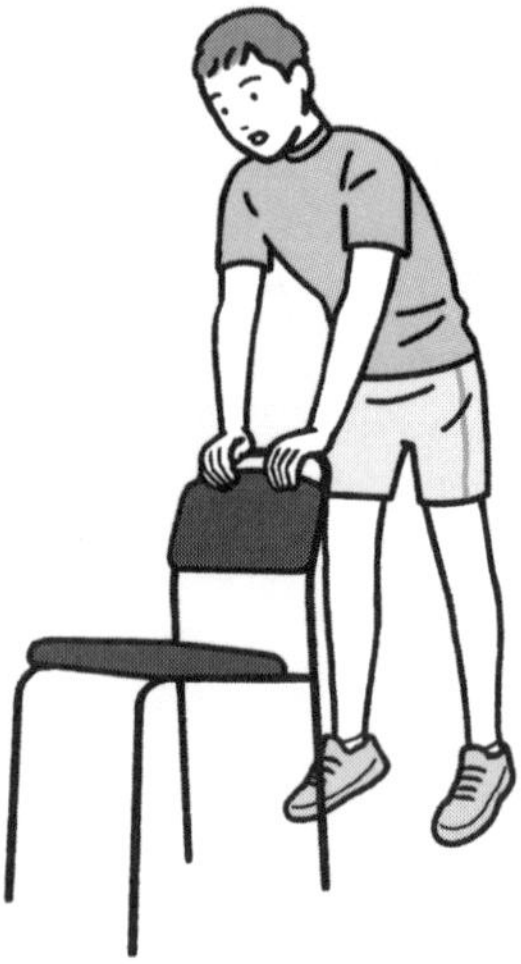

2

ジャンプしながら脚を閉じる。着地時は、膝をしっかりと曲げて着地衝撃を吸収する。

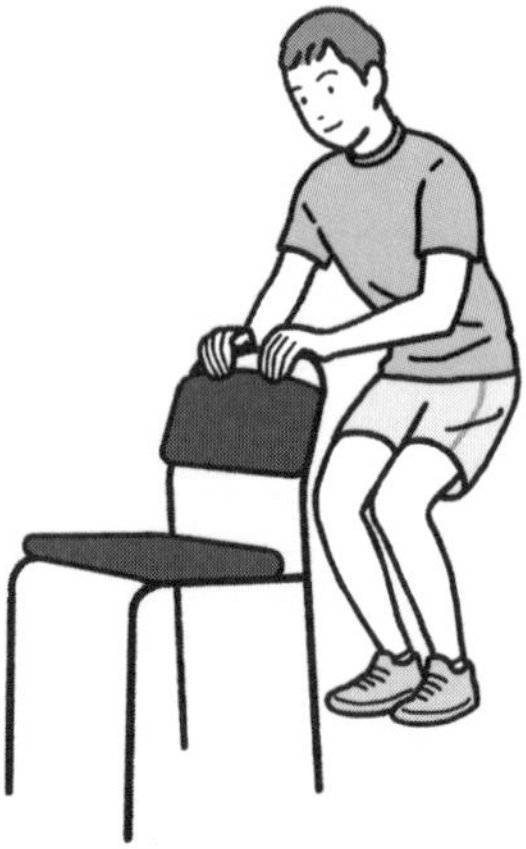

3

元に戻るときはジャンプせず、片脚ずつ動かして両脚を大きく開く。10回×2～3セットを目標に。

◆前後閉じ骨ジャンプ

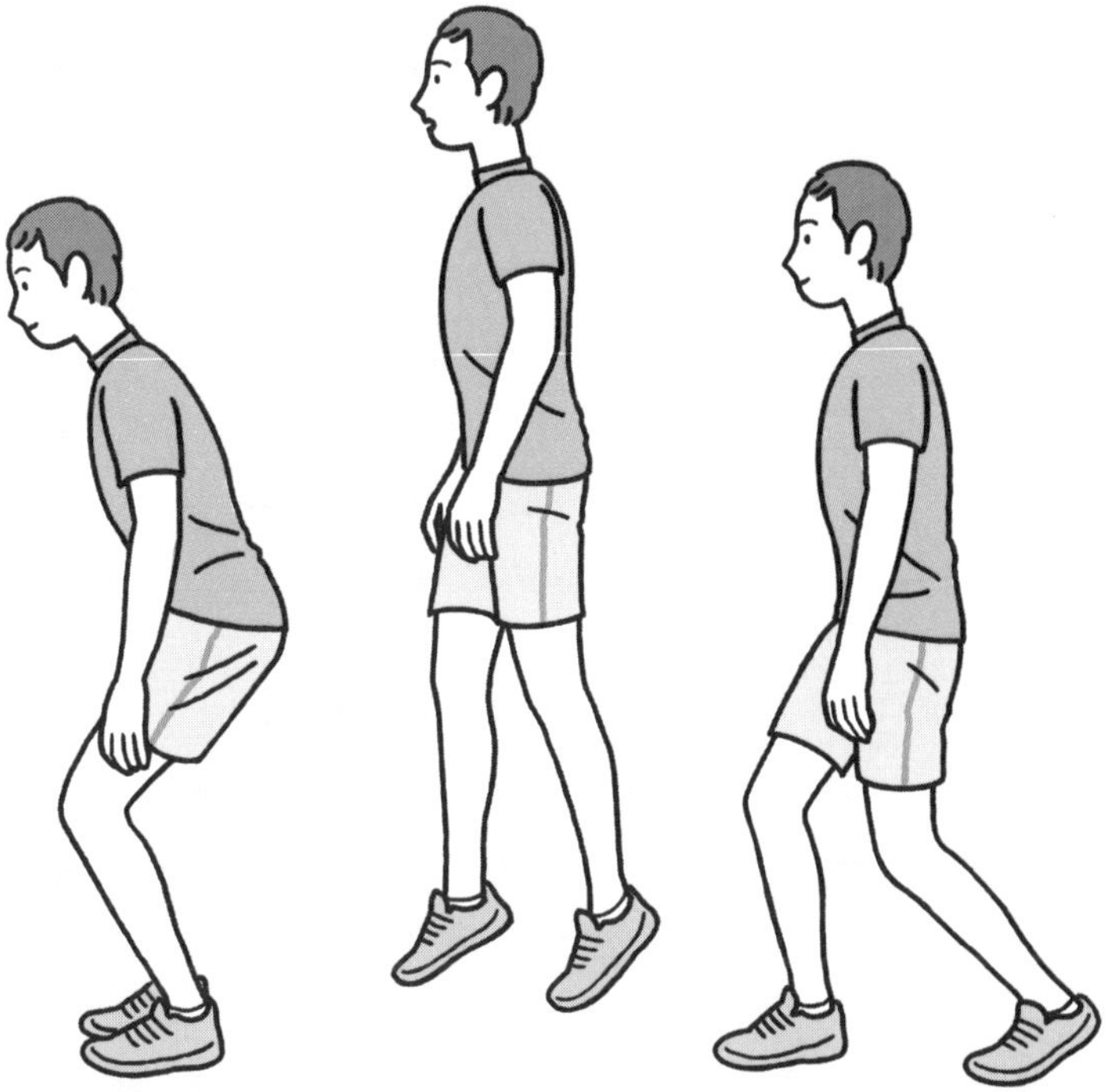

3

着地時は膝をしっかりと曲げて着地衝撃を吸収。元に戻るときはジャンプせず、片脚ずつ動かして前後に開く。左右各5回×2〜3セットを目標に。

2

ジャンプしながら前後に開いていた脚を閉じる。

1

両脚を前後に1歩分程度開いて立つ。膝は軽く曲げる。

認知症

バランスを保とうとすると脳への血流が促され、脳が活性化します。
加えて2つの課題に同時に取り組むデュアルタスクでさらに刺激していきましょう。

◆片脚立ちバランス＆指折り

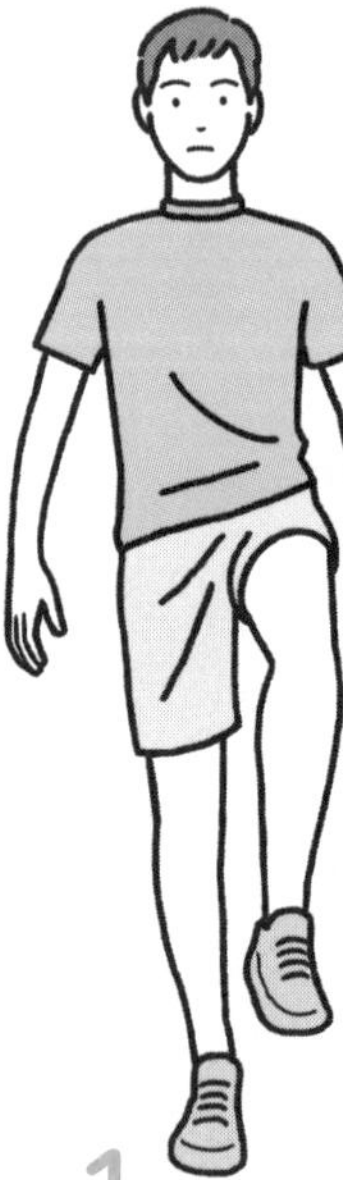

1

片脚立ちになり、両手を上げる。

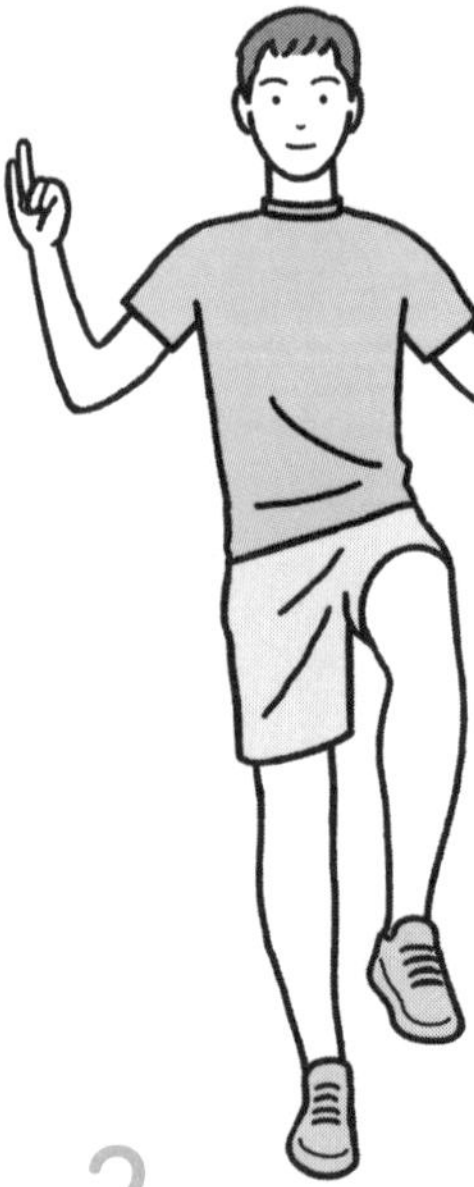

2

そのままバランスをとりながら、1から10まで指を折って数える。左右各5回×2～3セットを目標に。

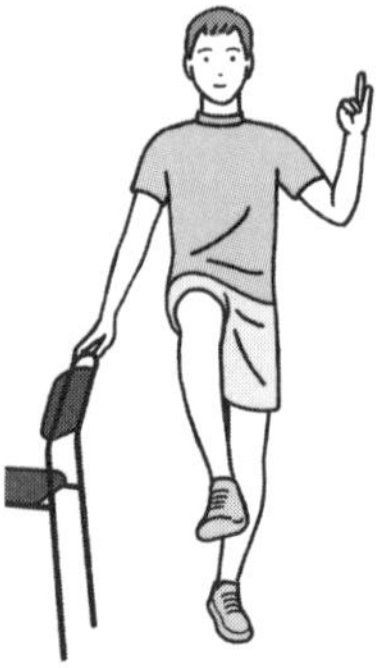

応用

バランスをとるのが難しい場合は、片手を椅子の背もたれや壁に添える。

◆足先数字書き

片手で椅子の背もたれをつかんで立つ。片方の脚のつま先で1～9までの数字を床に書く。左右各2～3セットを目標に。

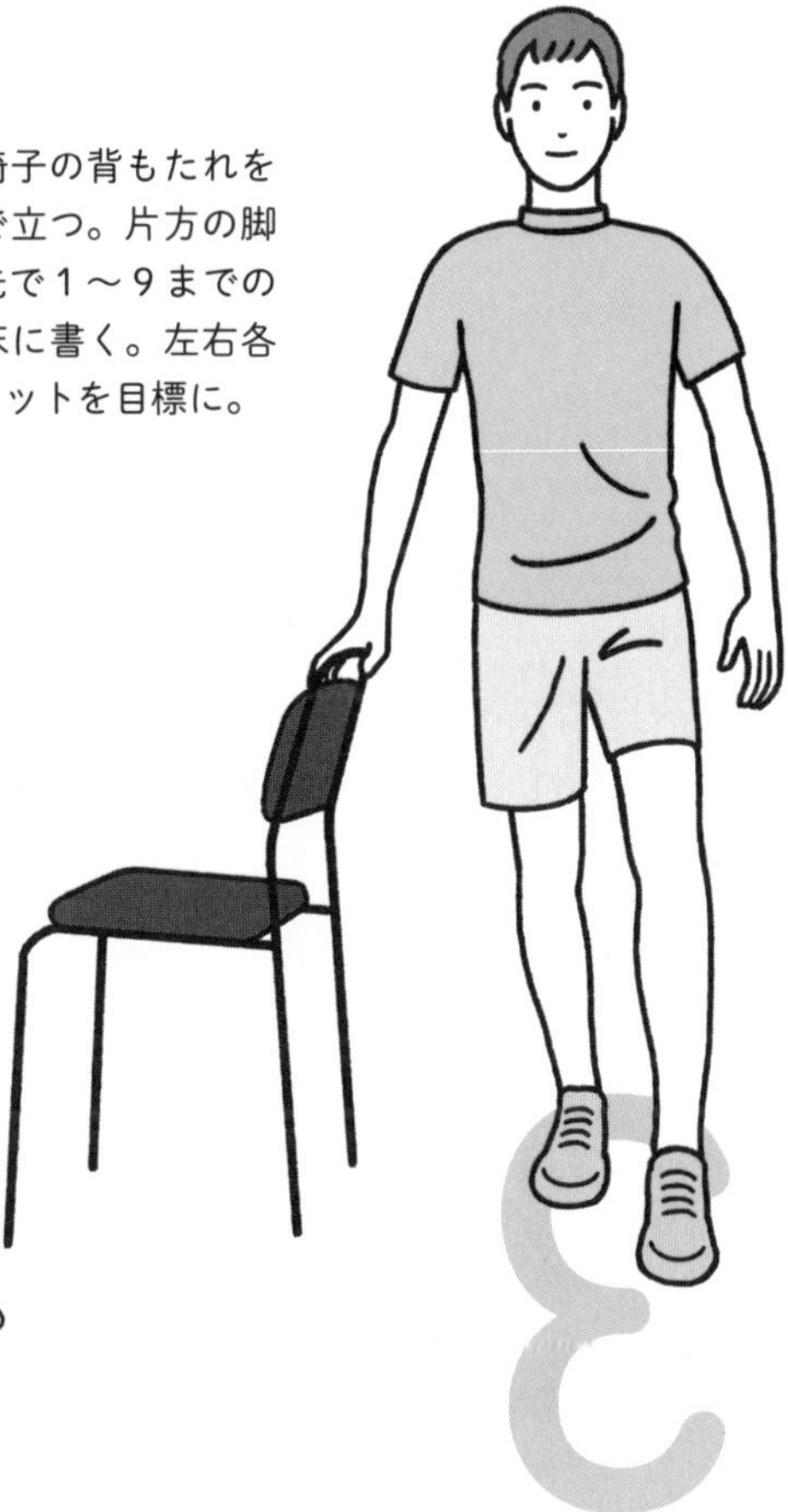

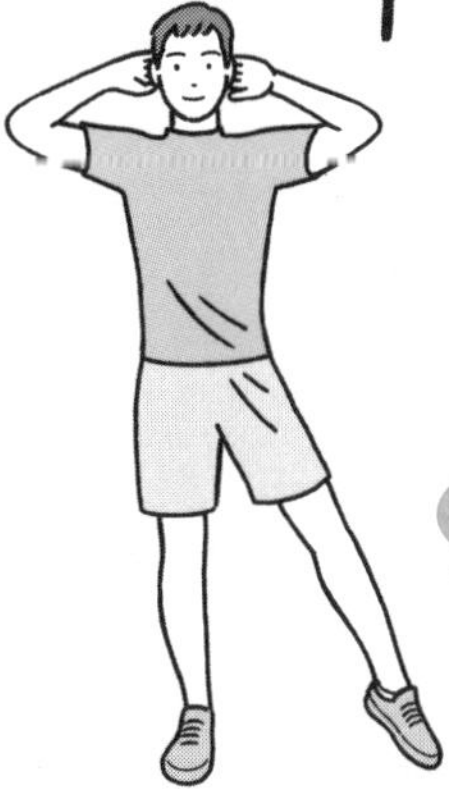

応用

難度が低いと感じた場合は、両手を頭の後ろに添えて行う。

息切れ

心肺機能の維持、向上のためには息が弾むくらいの少しきつい運動をする必要があります。脚と心肺機能を強化できるトレーニングに取り組みましょう。

◆バンザイスクワット

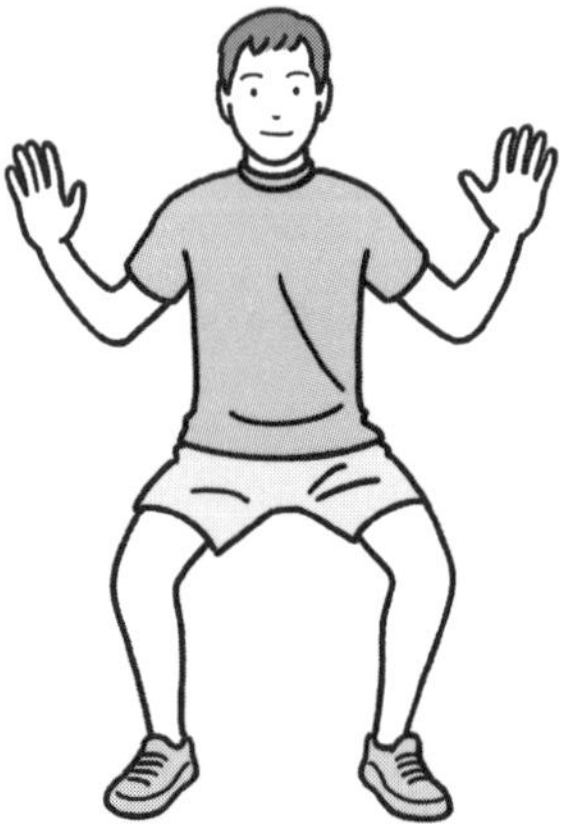

1

両脚を左右に大きく開いて、臀部を後ろに突き出すイメージで腰を落とす。つま先は外側に向ける。両手は顔の横で開く。

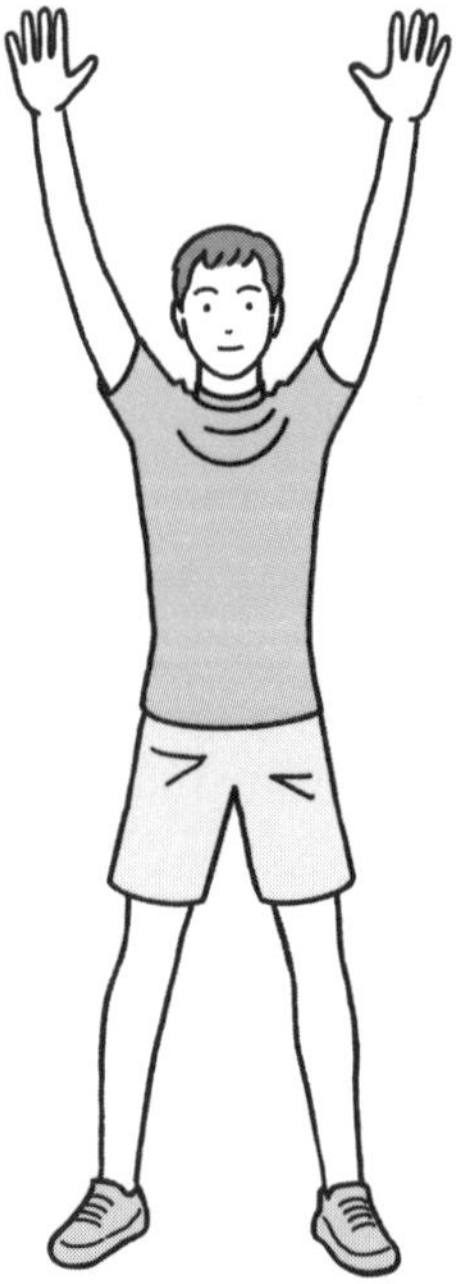

2

バンザイするように腕を上に向かって伸ばすと同時に、膝を伸ばして立ち上がる。1→2、2→1を、それぞれ1秒を目安に行い、リズミカルに繰り返す。40回×2セットを目標に。有酸素運動のように動き心肺機能を高める動きなので、息が弾むくらいで行うことが大切。

ポイント

腰を落とすときはお尻を後ろに突き出すようにして腰を反る。

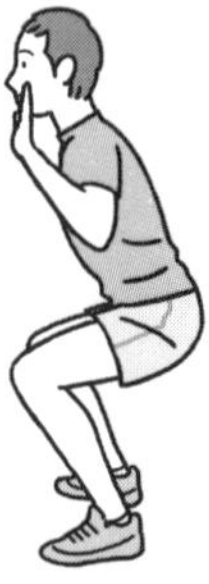

◆踏み台昇降

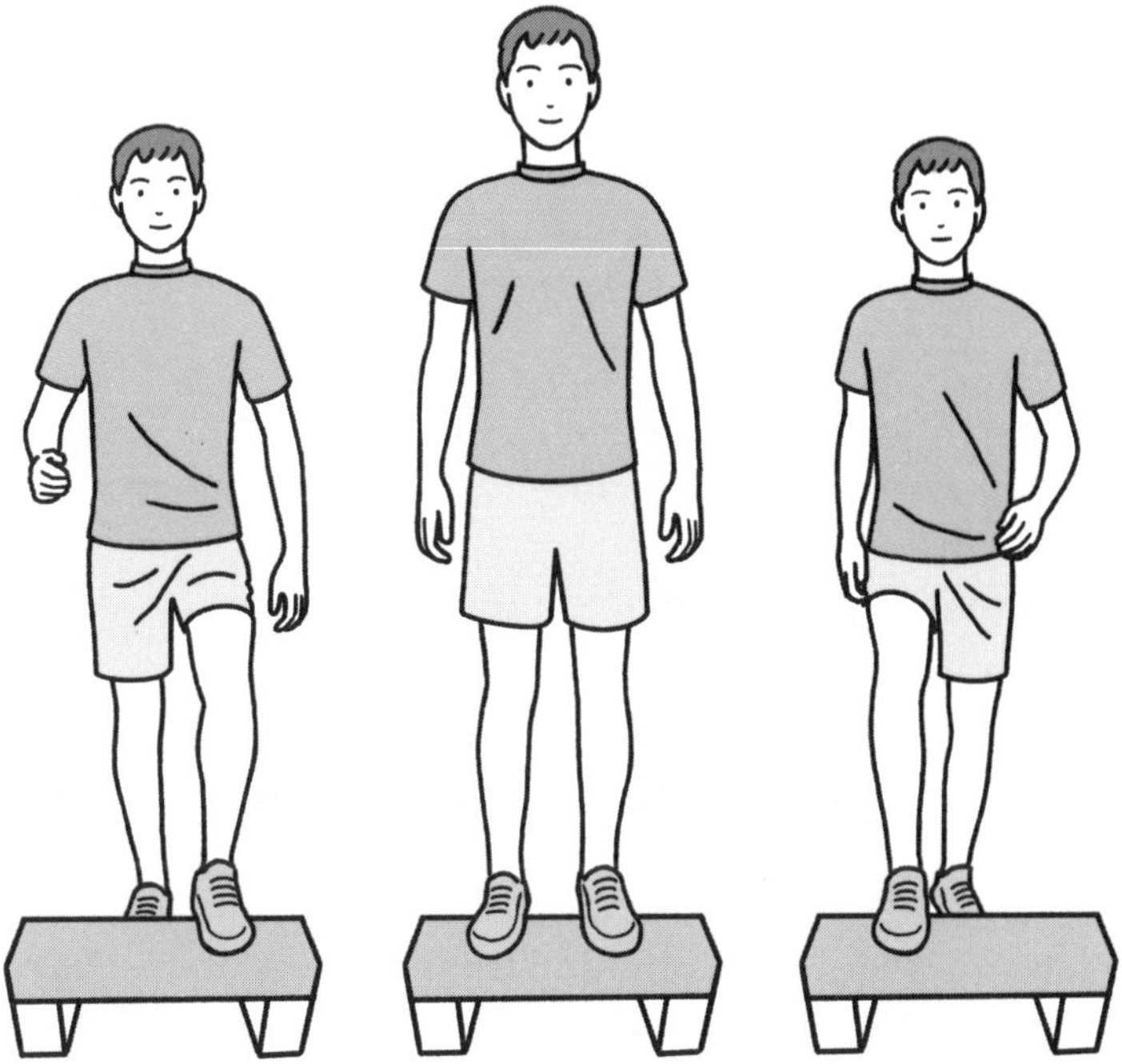

右脚からステップ台に乗ったら、右脚から降りる。30秒上り下りを繰り返したら、先に乗せる脚を変える。5分程度からスタートし、30分続けるのを目標に行う。

尿もれ

タオルを使って骨盤底筋群に刺激を入れて感覚を良くしてから、お尻締めスクワットをし、骨盤底筋群を鍛え、尿もれ・便もれを予防します。

◆骨盤底筋の刺激入れ

1

椅子の座面に片結びをしたタオルを置く。

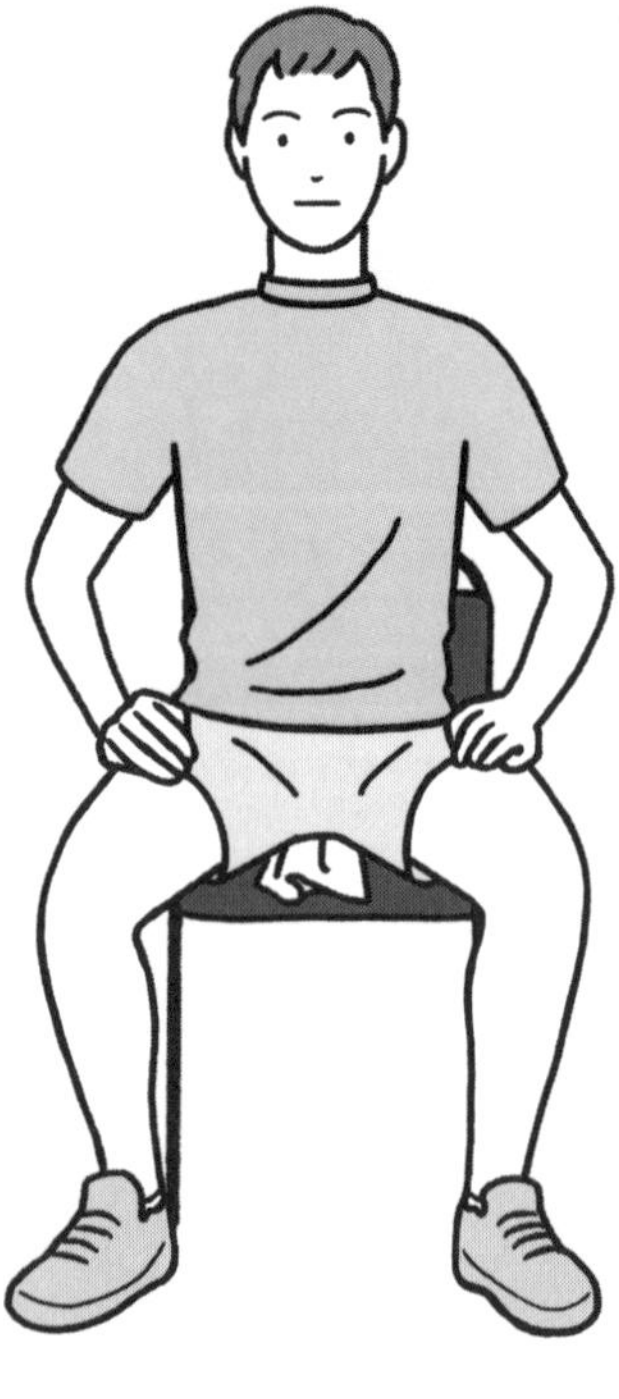

2

結び目に肛門が当たるように座る。最初は痛みが強く出やすいので30秒程度からスタート。最終的には5分程度座れることを目指す。骨盤底筋の感覚が良くなり、締まりやすくなる。この刺激入れを行ってから、「大根抜きお尻締めスクワット」を行うとより効果的。

◆大根抜きお尻締めスクワット

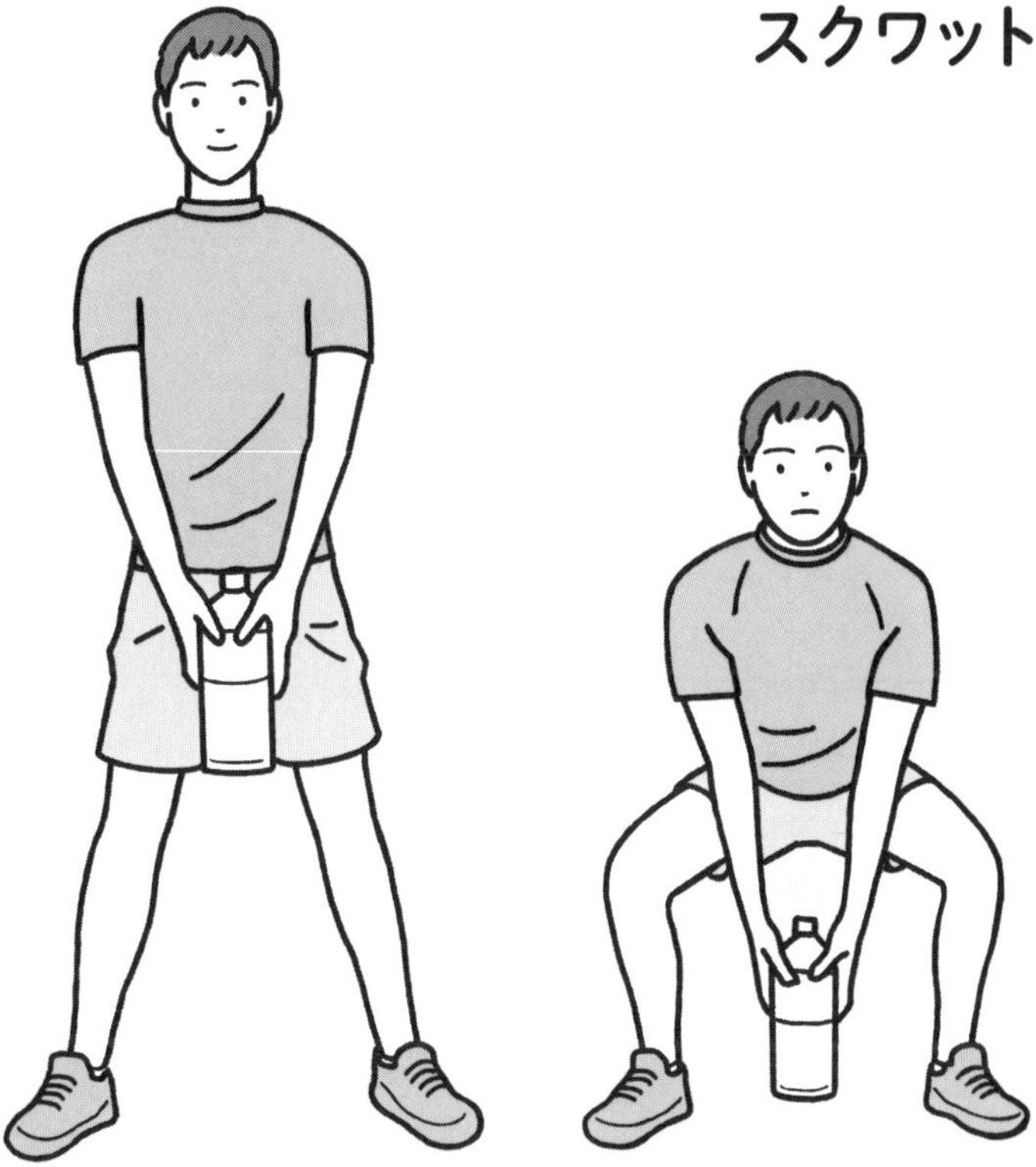

1

水を入れた2リットル程度のサイズのペットボトルを、大根に見立てて両手で持つ。両足を左右に開いて膝を曲げ、スクワットのスタートポジションに。臀部をなるべく下げて、つま先は外側に向ける。このポーズをとると肛門がしっかりと開く。

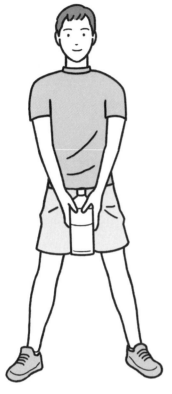

2

肛門を締めながら、大根を抜くイメージで膝を伸ばして立ち上がる。元に戻る。10回×2～3セットを目標に。

症状別脚トレ 7

腰痛

大臀筋をメインに脊柱起立筋などを鍛えられるトレーニングに取り組むと、骨盤の安定や姿勢の改善につながり、その結果、腰痛を予防できます。

◆ヒップリフト

1 仰向けに寝て、膝を立てる。両手は床に。

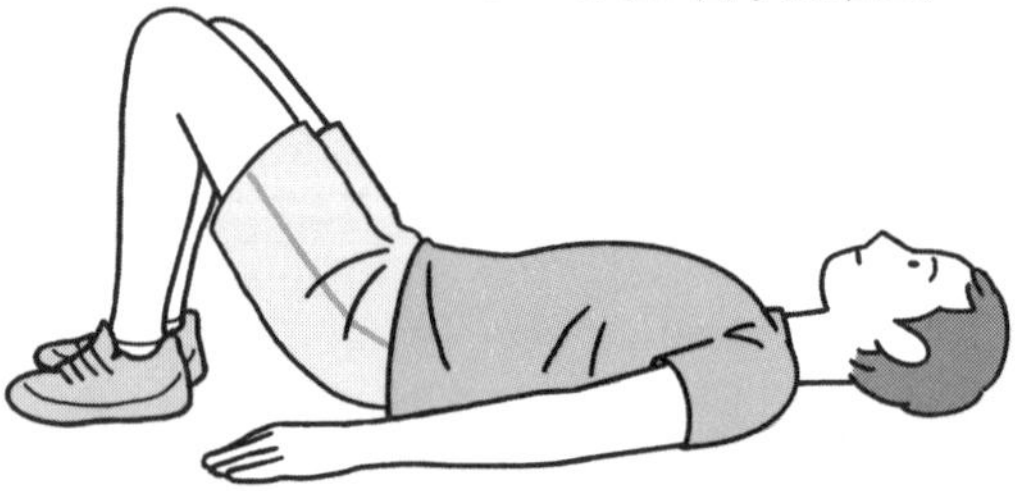

2 4秒かけて臀部を上げ、膝から胸までを一直線にしたところで1秒停止。4秒かけて元に戻る。20回×2〜3セットを目標に。

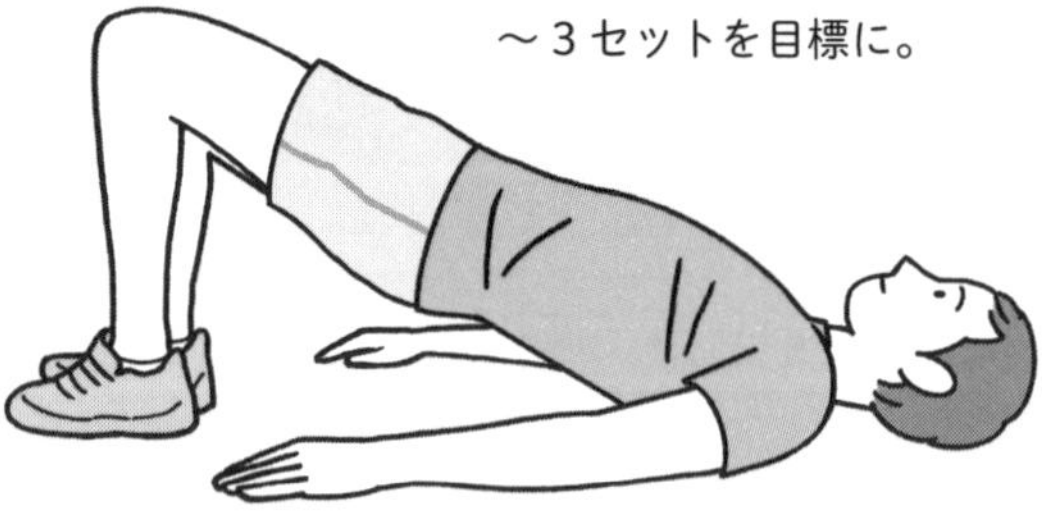

NG

膝を曲げすぎると膝を痛める可能性があります。

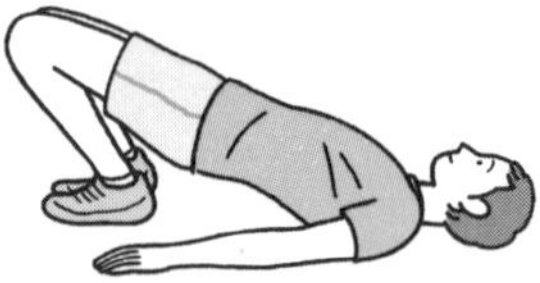

◆スリップボード

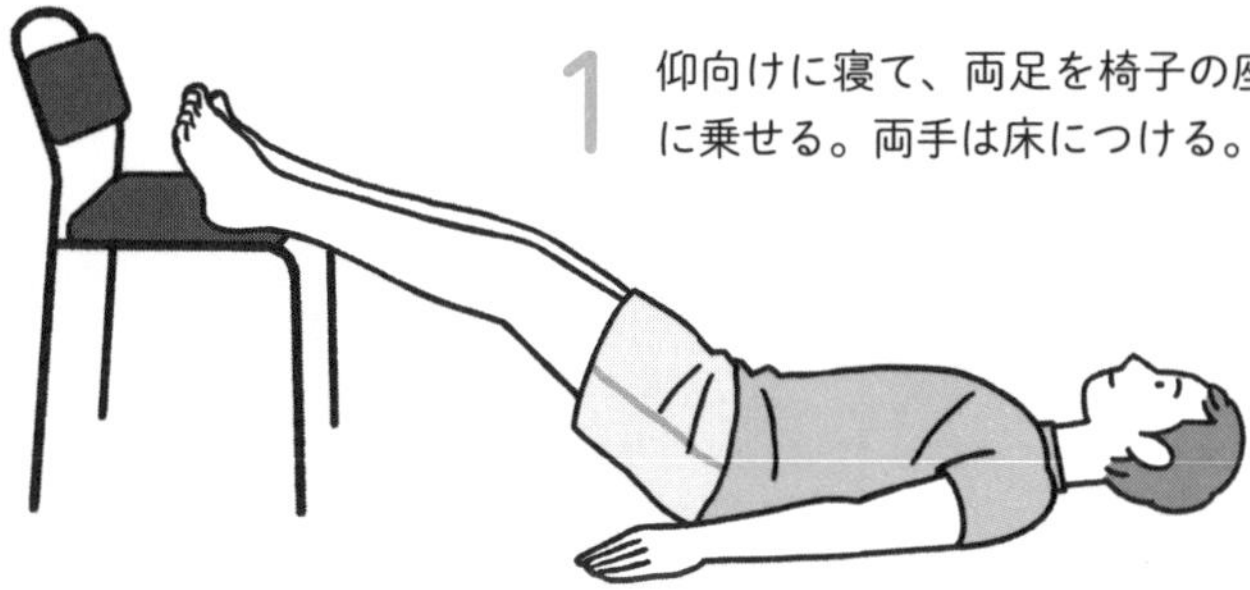

1 仰向けに寝て、両足を椅子の座面に乗せる。両手は床につける。

2 4秒かけて臀部を上げ、脛から胸までを一直線にしたところで1秒停止。4秒かけて元に戻る。20回×2～3セットを目標に。

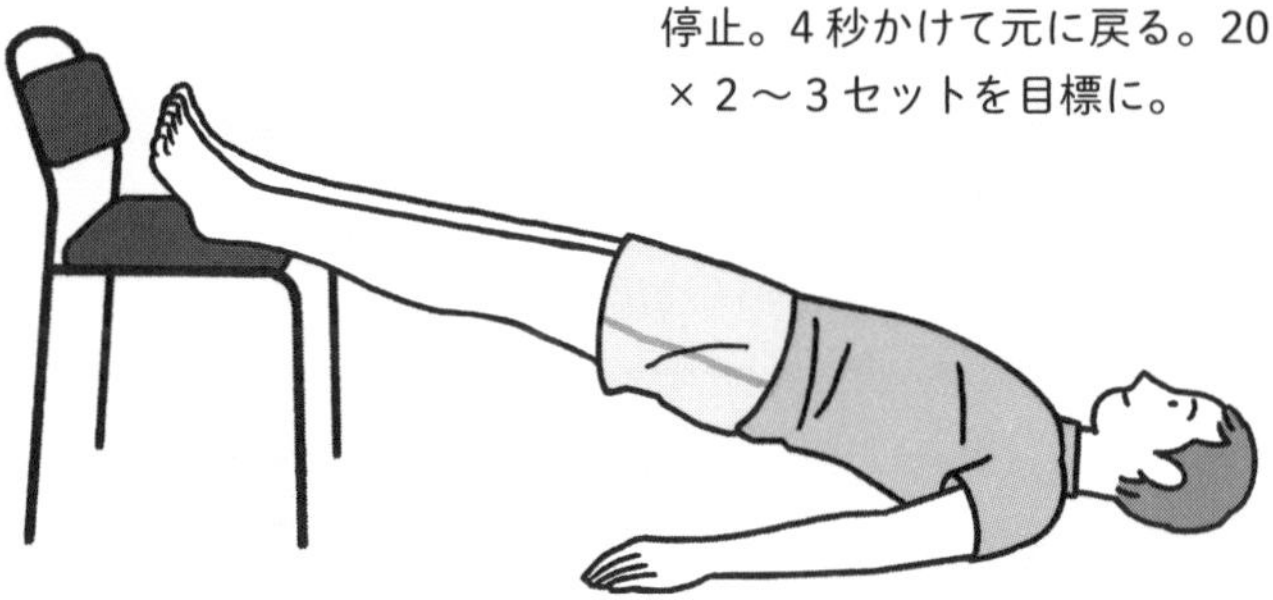

応用

少し強度を上げたい場合は、両腕を「前ならえ」した姿勢で行う。

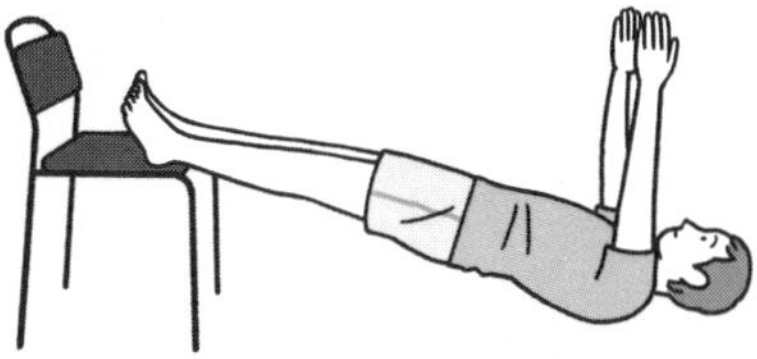

症状別脚トレ 8

冷え

末端が冷えやすいという人は、足指を動かすことを習慣化しましょう。基本の脚トレと並行して行うことで、血流が改善され冷えにくくなるはずです。

◆足指ジャンケン

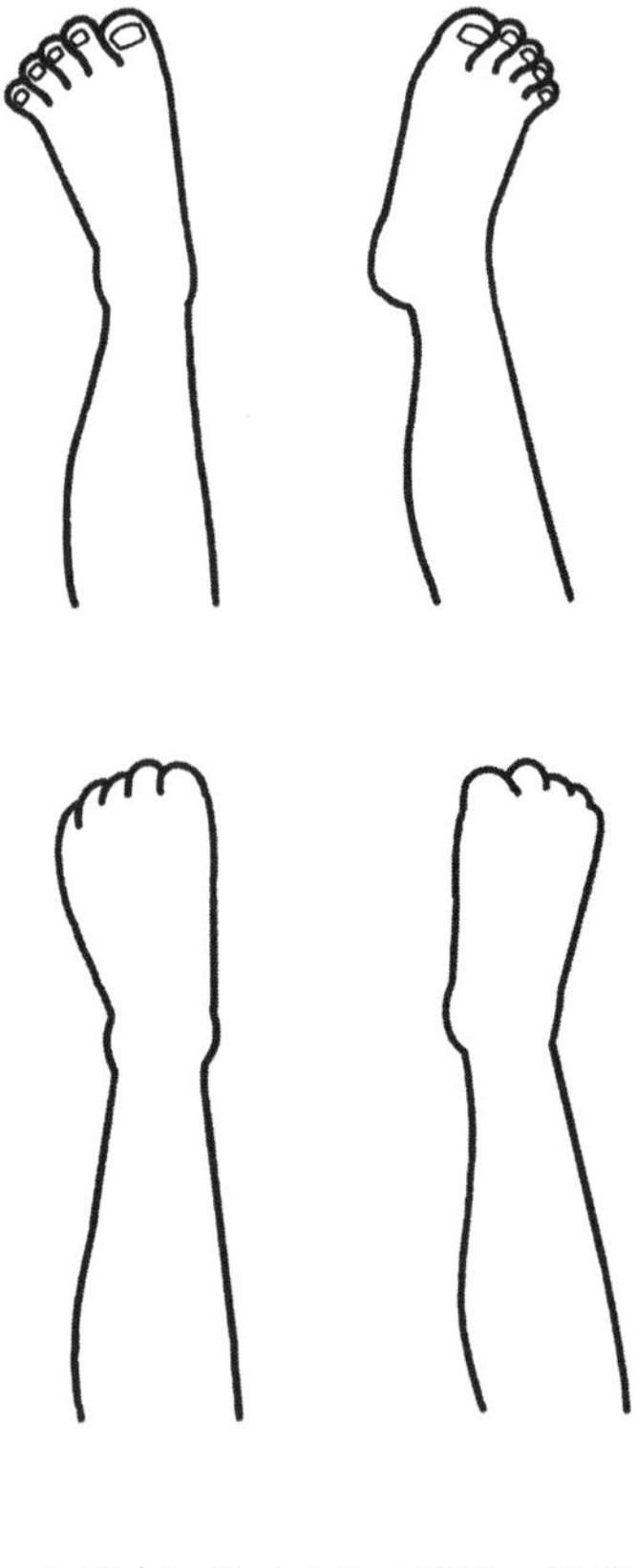

入浴中におすすめの運動。浴槽に脚を伸ばして座る。足指でグー、チョキ、パーを繰り返す。

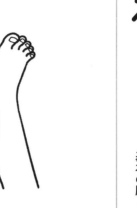

3章

健康寿命を延ばす生活習慣と食習慣

階段は避けずに積極的に利用する

忙しくてエクササイズをする時間がない。そんな人でも挑戦しやすく、効果が高い脚を鍛える方法、それは日常生活の中で積極的に階段を使うことです。

駅やオフィス、デパート、ショッピングモールなどに設置されている**エスカレーターやエレベーターをなるべく使わない。これだけで脚を鍛えられるのです。**

駅のエスカレーターには長蛇の列ができているのに、すぐ横の階段はガラガラでほとんどの人が使っていない。都市部の駅ではよくある光景ですが、なんとなくエスカレーターの行列に並んでいませんか？

そもそもどうして駅やオフィスでエスカレーターやエレベーターを使うのでしょうか。多くの人が「疲れているから」と答えそうですが、このときの〝疲れ〟がどんなものなのか一度考えてみましょう。

肉体労働や長時間の立ち仕事、営業の外回りなどで疲れているのなら、それは肉体面の疲れでしょうから、無理に階段を使う必要はありません。エスカレーターを利用して良いと思います。**会議の連続や長時間のデスクワークで疲労困憊、人間関係のストレスでぐったりしたといった場合の〝疲れ〟は、肉体的な疲労ではありませんから、そのときは階段を選ぶべき**なのです。

会議やデスクワークで疲れたということは、おそらく長時間、椅子に座り続けていたはずです。むしろ、倦怠感の原因は、体を動かしていないことにあります。それを肉体的な疲労と勘違いして、体を使わずにいたら体は衰えてしまいますし、倦怠感も解消されません。会議やデスクワークで疲れを感じているなら、階段を使い、脚を動かし、血行を促進することで、だるさが抜け爽快感が得られるはずです。

階段の上り下りは、安静時の3〜4倍のエネルギーを消費します。体重や筋肉量によっても異なるのですが、**5分間、階段を上り下りすると約40キロカロリーを消費**することができます。1回で5分というのは難しいかもしれませんが、駅やオフィス、歩道橋、自宅マンションなどの階段をうまく活用すれば、1日の消費カロリーを増やすことができるのです。

階段の上り下りをしているときは、片脚立ちで全体重を支えている瞬間が連続して起こります。特に運動習慣がなかった人にとって、とても良い脚の筋トレになります。階段を上るときには、主にお尻の筋肉である大臀筋と、太もも後ろ側の筋肉のハムストリングスが鍛えられます。どちらも股関節を伸展させて脚を後ろに引き上げるような動きをする際に働いている筋肉です。**階段を上るときには、やや前傾姿勢になり、お尻と太ももの後ろ側を意識すると、トレーニング効果が高まります。**

階段を下りるときには、主に太ももの前側の筋肉である大腿四頭筋を鍛えることができます。大腿四頭筋は、筋の長さを変えずに力を発揮するアイソメトリック収縮と呼ばれる動きで、着地時の衝撃を吸収します。また、お尻の横側に位置する中臀筋は、階段を上るときにも下りるときにも活躍します。片脚立ちになった際に骨盤が傾かないよう支えてくれる筋肉で、中臀筋を鍛えると、バランスを保ちやすくなります。

◆階段の上り下りは習慣化しやすいトレーニング

階段の上り下りの良いところは、毎日できて、習慣化しやすいこと。駅とオフィスでは階段を使う。そう決めてしまえば、毎日実行するのも難しくありません。

脚を鍛えるためにジムに通ったとしても、それが週に1回、月に1回といった頻度では、筋肉に与える刺激としては少なく、筋肉量を増やすことはなかなか難しいのです。しかし、運動習慣のなかった人が、毎日階段を使う生活を始めたら、それほど長い期間でなくても、効果を実感できるほど脚を鍛えることは可能です。たとえちょっとしたことでも、継続することで大きな変化が生まれるのです。

ちなみに、階段の上りと下りを比べると、実は下りのほうが高いところからある程度の勢いをつけて着地するため、腰や膝への負担が大きくなります。**高齢でほとんど運動経験がない、足腰に不安があるという人は、まずは上りだけを階段にして、下りはエスカレーターやエレベーターを使いましょう。**

最近はテレワークが推奨されるようになりました。自宅と会社の往復、仕事中の移動が1日の活動量のほとんどだったという人にとっては、活動量の激減につながります。買い物は歩いていって歩道橋などを積極的に使う、毎日散歩の時間を設けるといった工夫が脚の力の維持に必要でしょう。

健康寿命を延ばす習慣❷

年をとったからこそ電車やバスの車内では立つ

電車やバスでの移動時間。空席を見つけると特に意識せずに座っているという人が多いのではないでしょうか。また、仕事で疲れているから、立っていると疲れるからという理由で、積極的に座っているという人もいるでしょう。ドアが開くと、我先にと座席を目指すビジネスパーソンもよく見かけます。

仕事で疲れているからと感じている人は、まず疲れの原因を探ってみましょう。立っている時間や歩く時間が長く肉体的に疲労をしているのであれば、体を休ませるために座るのは良いことだと思います。しかし、その日はデスクワークや会議、残業で座りっぱなしだったという場合、帰りの電車やバスの中でも座っていたら、1日のほとんどを座って過ごしていたということになります。これでは、脚が衰えるばかりでなく、骨盤の歪みや腰痛を引き起こしてしまうでしょう。

電車やバスで立っていると疲れてしまうという人も少々問題です。長時間移動で1

時間、２時間と立っていればさすがに疲れるものですが、**10分、20分立っていただけで疲れてしまうようには人間の体はつくられていません。**ちょっと立っていると疲れてしまうということは、自分の体重、自分の体を支えられなくなってきている証拠。脚の筋肉が衰えていたり、過体重である可能性が高いのです。

トレーニングの中には、バランスボールやバランスディスクなどを使って、わざと体を不安定な環境に置いて行うものがあります。体をグラグラとした状態でトレーニングを行う効果は種目によってさまざまではありますが、関節の安定力を高めるスタビリティマッスルと呼ばれる筋肉群を強化でき、平衡感覚を司る小脳に刺激を与えバランス能力も鍛えることができます。

揺れる電車やバスの中で立っていると、バランスボールやバランスディスクを使ったバランストレーニングに近い効果を得ることができます。足首や膝、股関節周辺のスタビリティマッスルが鍛えられ、小脳の働きも活発になるはずです。

日頃バランス能力が必要とされる運動をしていないと、バランス能力は衰えてしまいます。バランス能力が衰えると転倒しやすくなり、思わぬ大怪我につながります。

電車やバスの中では積極的に立って、強い足腰を手に入れましょう。

現代の便利さをあえて避ける生活をする

私が子どもの頃と比較しても、現在の世の中はとても便利になっています。駅やオフィスにデパート、それからマンションまで、至るところにエスカレーターやエレベーターが設置され、階段を使わなくても移動ができるようになっています。

バリアフリー化が進むことはとても素晴らしいことではありますが、**健康な成人が1フロア、2フロアを移動するために、エスカレーターやエレベーターに頼るのは、体を甘やかしすぎ**だろうと思います。

インターネットを利用したサービスが発達したことで、買い物もとても便利になりました。日用品のほとんどがスマートフォンを操作するだけで自宅に届きます。最近は、飲食店のデリバリーサービスも充実し、外へ出かけなくても、有名店の料理が食べられるようになりました。重たい荷物を自分で運ばなくて済む、自宅でも外食気分が味わえるというのはありがたいことですし、怪我や病気などを抱えているときはとても助かるものです。

しかしインターネットの便利さに甘えてしまうと、一歩も自宅から出ることなく日常生活が完結してしまうなんてことが起こり得ます。仕事は自宅でテレワーク、食事はデリバリーで、買い物はネットの通販を利用。こんな生活を続けていたら、脚はもちろんのこと、体のさまざまな機能が衰えてしまうでしょう。

家事も自動化が進み、食器洗いも床掃除も機械任せにできてしまいます。いずれは風呂やトイレ掃除、窓拭きだってロボットに任せるようになるかもしれません。自動車の運転すら座席に座っているだけでいいという時代がすぐにやってきそうです。

便利になることは基本的には歓迎すべきことではありますが、体のことを考えると便利なものに頼りすぎた生活は、良いことばかりではありません。昔の人であれば、普通に生活しているだけでもある程度の活動量が確保でき、筋肉に刺激を入れることができたかもしれませんが、現代は意識的に体を動かそうとしないと、長く健康でいるための筋肉量、筋力が維持できなくなってしまいます。

歩いて買い物に行く、階段を使う、自力で掃除をする。あえて便利さを避けることが脚を衰えさせないためには必要なのです。

健康寿命を延ばす習慣④

1日14品目の摂取を目指す

運動をすることと同様に、バランスのとれた食生活を送ることも、脚を強くする、そして体の健康を維持するのに不可欠な要素です。

糖質を完全にオフにしている、特定の食物だけを食べる「○○だけダイエット」にトライしているという話を聞くことがありますが、**極端に偏った食生活で健康的にダイエットが成功することはありません。**一時的に体重が減ることはあるかもしれませんが、体脂肪だけでなく大切な筋肉をも失ってしまいますし、体のさまざまな機能にもトラブルが生じてしまうので、歓迎すべきことではありません。糖質、たんぱく質、脂質、ビタミン、ミネラル、食物繊維を過不足なく摂取することが大切です。

あなたはバランスよく栄養素を摂取できているでしょうか。社会人になると、**多くの人の食生活はパターン化**していきます。それぞれのライフスタイルや嗜好によって、食べる時間や回数、パンかご飯か、1食で何品食べるか、間食をどれくらいするかといったことが固定化するのです。
パターン化している食生活がオーバーカロリーであれば、徐々に体重が増えていきますし、ビタミンやミネラルが不足している状態が続けば、体にトラブルが起きてくるでしょう。バランスが偏り、何らかの栄養素が不足している人は、パターン化してしまっている食生活を見直す必要があります。

では、糖質、たんぱく質、脂質、ビタミン、ミネラル、食物繊維の六大栄養素を過不足なく摂取するにはどうすればいいのか。生活習慣病を防ぐ食生活の指針として、厚生労働省と農林水産省が共同で作成した「食事バランスガイド」というものがあります。これは、主食、主菜、副菜、牛乳・乳製品、果物という5つのカテゴリーに分けて、摂取量の目安を示したものです。

よくできた内容で、この通りできたらバランスの良い食生活になるとは思うのですが、少々複雑なのが玉に瑕。私もクライアントの栄養指導で活用したことがあるのですが、残念なことに「食事バランスガイド」通りの食生活を続けられたケースが、一度もありませんでした。良いものだと頭で理解していても、複雑なものだと継続することが難しいのです。

このような経験を経て、手軽にバランスの良い食生活を送れるようになるために私が食事指導に用いているのが**1日14品目食事法**です。とてもシンプルなもので、カロリー計算も必要ありません。その14品目は次の通りです。

1 穀類（白米、玄米、パン、もち、パスタ、うどん、そば、中華麺、シリアルなど）
2 肉類（牛肉、豚肉、鶏肉など　※ソーセージやハムなどの加工品を含む）
3 魚介類（魚、イカ、タコ、エビ、貝類など）
4 豆・豆製品（大豆、豆腐、納豆、豆乳、インゲン豆、ひよこ豆など）
5 卵（生卵、ゆで卵、卵焼き、卵豆腐、ピータンなど）
6 牛乳・乳製品（牛乳、チーズ、ヨーグルトなど）
7 緑黄色野菜（トマト、ホウレンソウ、ブロッコリー、ニンジン、パプリカなど）
8 淡色野菜（大根、キャベツ、レタス、タマネギ、白菜、カブ、ナスなど）
9 キノコ類（シイタケ、シメジ、マイタケ、エノキ、エリンギ、ナメコなど）
10 イモ類（ジャガイモ、サツマイモ、サトイモ、コンニャク、ヤマイモなど）
11 海藻類（ワカメ、ヒジキ、海苔、モズク、昆布、寒天など）

12 果物類（リンゴ、ミカン、オレンジ、キウイ、バナナ、ブドウ、ナシなど）
13 油脂類（オリーブオイル、バター、マヨネーズ、ラード、揚げ物など）
14 嗜好品（アルコール、チョコレート、ケーキ、クッキー、ポテトチップスなど）

ここに挙げた**14品目を1日1回ずつ食べる**というのが、1日14品目食事法です。ただし、ご飯やパンなどの穀類は、活動するための基本的なエネルギー源となる糖質を摂取できるため、例外的に毎食食べても構いません。

1日の食事で14品目を網羅することを心がけるだけで、**オーバーカロリーを防ぎながら、栄養バランスを整えることができる**のです。

たとえば、肉類は重要なたんぱく源。牛肉を選べば鉄と亜鉛、豚肉ならビタミンB群、鶏肉をチョイスすればビタミンAとビタミンEを合わせて摂取できます。

魚介類も肉類と同様、たんぱく質が豊富です。そして鮭にはビタミンD、カツオにはビタミンB群、カキには亜鉛、シジミには鉄といったように、ビタミンやミネラルが含まれています。また、イワシやサバ、アジなどの青魚には体内で必要量を合成することができないEPA、DHAといった必須脂肪酸が含まれています。魚介類は健康な体づくりに必須といえるでしょう。

◆大豆・大豆製品、鶏卵はおすすめの食品

豆・乳製品には、大豆、大豆製品、ピーナッツなどのたんぱく質が多く含まれているものと、インゲン豆やひよこ豆のように糖質が多いものがあります。大豆、大豆製品からはカルシウムやマグネシウムも摂取できるので、**豆腐、納豆、豆乳などは特におすすめしたい食品**です。

鶏卵は1つで約6・4グラムのたんぱく質が摂れるだけでなく、ビタミンA、ビタミンB群、ビタミンD、ビタミンE、鉄、亜鉛、カルシウム、マグネシウムなども満遍なく含んでおり、完全食品と呼ばれることもあります。比較的安価で購入することができ、料理のバリエーションが豊富なところも嬉しいポイントです。

牛乳・乳製品は、たんぱく質、脂質を含み、カルシウムの貴重な摂取源でもあります。**たんぱく質不足は筋肉量の低下、カルシウム不足は骨粗しょう症の原因となるので、それらを予防するためにも牛乳やヨーグルトは便利な食品**です。

緑黄色野菜、淡色野菜にはビタミン、ミネラル、食物繊維が豊富に含まれています。ちなみに厚生労働省が推奨している1日の野菜摂取量は350グラム。それに対して日本人の摂取量は1日300グラム足らずだといわれています。緑黄色野菜、淡色野菜はカロリーが低く、たっぷりと食べたところでオーバーカロリーになる可能性はあまりないでしょう。

低カロリー食品の代表格でもあるキノコ類は、食物繊維、ミネラルを含んでいます。特に**干ししいたけは、マグネシウム、亜鉛に加え、ビタミンDも豊富**です。**海藻類に期待できる栄養素はミネラルと食物繊維。**ヒジキ、海苔、昆布、ワカメなどは鉄とカルシウム、あおさはカルシウムを多く含んでいます。

糖質を多く含むイモ類は、穀類と同じようにエネルギー源になります。食物繊維も豊富で、ジャガイモとサツマイモからはビタミンCも多く摂取できます。

厚生労働省が推奨している1日の果物の摂取量は200グラム。ミカンやキウイなら2つ、リンゴやナシなら1つ、バナナなら2本に相当します。果物には、緑黄色野菜、淡色野菜と同じようにビタミンやミネラルが豊富に含まれています。

油脂類としてカウントするのは、唐揚げやコロッケ、カツのように大量の植物油を使うもの、オイルベースのパスタ、マヨネーズやドレッシングをたっぷりと使ったサラダなどです。炒め物などに使う少量の油は1回に数えなくて構いません。

嗜好品は主に酒と菓子。必ずしも摂らなければいけないものではありませんが、バランスの良い食生活を継続するために、1日に1度のご褒美としてください。

◆どのように14品目を摂取するのか

14品目を1日1回（穀類は毎食でOK）食べる1日14品目食事法。複雑な計算などはしなくても、自ずと栄養バランスの良い食生活を送ることができます。

慣れてくると自然と自分が食べたもの、食べていないものがわかるようになるものですが、習慣になるまでは食べたものをチェックしていきましょう。

たとえば、朝食の献立がトーストと目玉焼き、ブロッコリーのサラダとヨーグルトだったとしましょう。これで、穀類、卵、緑黄色野菜、牛乳・乳製品の4つをクリアしたことになります。

昼食は穀類を除いて、朝食で食べていないものを食べるようにします。定食屋さんに入り焼き魚定食を頼んだとしましょう。ご飯、焼き魚、ワカメとナメコの味噌汁、冷奴に大根おろしと白菜の漬物がついてきました。これで魚類、海藻類、キノコ類、豆・豆製品、淡色野菜を食べることができました。

残りは肉類、イモ類、果物、油脂類、嗜好品ということになります。夕ご飯にお酒を楽しみながら、豚の生姜焼き、ポテトサラダ、デザートに季節のフルーツを食べれば14品目をクリアしたことになります。

嗜好品に関しては量をコントロールすることが大切です。**お菓子は1日に150〜200キロカロリー分**を目安にし、**お酒はビールなら500ミリリットル、ワインなら小さめのグラス2杯、日本酒なら1合程度**が適量でしょう。またお酒は毎日飲むと肝臓などに負担をかけるので、最低でも週に2回、できれば週3回の休肝日を設けるのが望ましいと思います。

私がクライアントに1日14品目食事法を指導すると、キノコ類、海藻類を摂るのが難しいという反応が返ってくることがあります。そんなときにおすすめしているのは味噌汁です。キノコ類にも海藻類にも合いますし、干ししいたけ、ワカメ、ヒジキ、海苔といった乾物を自宅にストックしておくと、とても手軽です。

年をとるほどたんぱく質が大事

たんぱく質は、人間の体を構成する材料となる大切な栄養素で、人体の約20％がたんぱく質でできているといわれています。人体の約60％が水分ですから、たんぱく質の占める割合の大きさがわかってもらえるかと思います。

筋肉、骨、血管、内臓はいずれもたんぱく質からつくられていますし、肌、髪、爪の材料にもなっています。そのうえ、生体機能を調節するホルモンや酵素もたんぱく質がなくてはつくることができません。健康な体づくりの基礎であるたんぱく質は、誰もが意識的に摂取するべき栄養素です。みなさんは、毎日の食事で必要量のたんぱく質を摂取できているでしょうか。

厚生労働省による2020年版「日本人の食事摂取基準」では、たんぱく質の推奨摂取量を成人男性が1日65グラム、成人女性が1日50グラムとしています。もちろん、たんぱく質の必要量は体のサイズによって違ってくるものなので、**体重1キログラム**

あたり1グラムの摂取を目安にすると良いでしょう。体重70キログラムであれば、70グラムのたんぱく質摂取を目指すということです。

年をとったら粗食がいい、肉や魚を避けたほうがいいという話を聞くことがありますが、これらの話には根拠がありません。暴飲暴食を続けて太ってしまった人が減量のために粗食をする。あるいは、持病やアレルギーがあるため医師からの食事指導により控えなければならない食品があるというのは理解できます。それらの理由で脂身の多いものが食べられない、卵や乳製品が摂取できないということもあるでしょう。

しかし、そういった制限がない人が、年をとったからという理由で粗食にする必要はありません。むしろ**積極的にたんぱく質を摂取しなければ、たんぱく質不足で筋肉量が減り、それに伴って足腰が弱くなってしまう**でしょう。

特に**高齢者の場合は、若い人よりも肉や魚を積極的に食べる必要があります。**筋肉を合成するたんぱく質の摂取能力を若い人と高齢者で比較した研究報告で、少量（7～10グラム）の摂取で若い人は筋肉の合成が刺激されるのに、高齢者はほとんどされないというデータがあります。高齢者の場合、自分でたんぱく質を摂取していると思っていても、それが少量だと筋肉が合成されにくいということです。

高齢者の筋肉の合成能力が若い人と比較して低い理由は、たんぱく質が分解されたアミノ酸に対する、筋肉の感受性の鈍化だと推測されています。対策としては**一度の食事で25〜30グラムのたんぱく質を摂取すること。**それから、筋肉の合成に対して高い刺激効果を持つとされている**アミノ酸のロイシンを摂取**してアミノ酸利用率を改善させることが有効だとされています。

◆たんぱく質の〝質〟にも気を遣う

たんぱく質は20種類のアミノ酸で構成されています。そのうちの9種類（ロイシン、イソロイシン、バリン、リジン、メチオニン、フェルアラニン、スレオニン、トリプトファン、ヒスチジン）は、体内で合成することができず、毎日の食事から摂取する必要があるため、必須アミノ酸と呼ばれています。

必須アミノ酸の中の1種類でも不足していると、体内で効率的にたんぱく質を合成することができません。

「良質なたんぱく質を摂りましょう」などと言われることがありますが、良質なたんぱく質とは、9種類の必須アミノ酸を高いレベルでバランスよく含んでいる食品のこと。FAO（国連食糧農業機関）とWHO（世界保健機関）によって提示されたアミノ酸スコアという指標があり、9種類のアミノ酸すべてが基準値を上回っていると、スコアは100となり、良質なたんぱく質だとみなされます。

肉や魚などのアミノ酸スコアの高い食品を選んで摂るようにすれば、必須アミノ酸が不足せずに済むということです。

反対に、1種類でも基準値を満たしていないと、アミノ酸スコアは低くなります。たとえば、精白米はリジン以外の必須アミノ酸は基準値を満たしているものの、リジンが基準値の65％程度であるため、アミノ酸スコアは65となっています。

また、**たんぱく質は一度に大量に摂取しても体内で利用しにくいため、3度の食事でバランスよく摂取するのが理想**です。肉類や魚類は手のひらサイズ（100グラム）で、20グラム前後のたんぱく質を摂取することができます。たとえば朝食で焼き魚、昼食で豚の生姜焼き、夕食で牛肉のステーキをそれぞれ手のひらサイズ食べれば、60グラム程度のたんぱく質が摂取できるということです（この例だと肉を2回食べることにはなりますが、目安として）。もちろん他のおかずにもたんぱく質は含まれていますから、高齢者に推奨される一度の食事で25～30グラムという量も現実的です。

もちろん、肉や魚以外にもたんぱく質を豊富に含む食品はあります。たとえば卵。鶏卵は1個あたり約6グラムのたんぱく質を含んでいます。朝食にゆで卵を1つ加えるだけで簡単にたんぱく質摂取量を増やすことができます。

大豆製品もたんぱく質が豊富です。納豆は1パックに約8グラム、豆腐は100グラムに約6・6グラム、がんもどきは100グラムに約15・3グラム、厚揚げは100グラムに約10・7グラムのたんぱく質を含んでいます。

◆乳製品を有効活用すべし

牛乳やヨーグルトなどの乳製品もおすすめです。**牛乳ならコップ1杯で約6グラムのたんぱく質が摂取できますし、スーパーなどに売っているアミノ酸飲料と比較しても非常に多くの必須アミノ酸を含んでいます。**

ヨーグルトやチーズは各商品によってたんぱく質含有量に差があるので、成分表記での確認が必要ですが、たんぱく質が豊富なのは間違いありません。料理に加えるの

主な食品のたんぱく質含有量とアミノ酸スコア

食品群	食品	たんぱく質 ※1	アミノ酸スコア
穀類	精白米	6.1g	65
	食パン	8.9g	44
	コーンフレーク	7.8g	16
イモ類	サツマイモ	1.2g	88
	ジャガイモ	1.9g	68
豆類	大豆（国産全粒、乾）	33.8g	86
	そら豆（全粒、乾）	26.0g	59
魚介類	本まぐろ赤身	24.8g	100
	鮭（生）	21.7g	100
	あさり	6.0g	81
獣肉類	和牛サーロイン脂身なし	12.9g	100
	若鶏むね皮なし	23.3g	100
	ベーコン	12.9g	95
卵類	卵白（生）	10.5g	100
乳類	牛乳	3.3g	100
野菜類	ニンジン（生）	1.1g	55

※1　たんぱく質は可食部100g中の含有量
（出典）『日本食品標準成分表2015年版（七訂）』（全国官報販売協同組合）

はもちろんのこと、おやつ、デザートといった使い方もできます。
　せっかくトレーニングに励んでも、材料となるたんぱく質が不足していると筋肉量は増えません。自分の頑張りを無駄にしないためにも、しっかりとたんぱく質を摂取することを心がけましょう。

糖質と脂質を必要以上にカットしない

ダイエットのためにと、糖質や脂質を極端にカットする人がいます。もちろん過剰な摂取は肥満や生活習慣病の原因となるので避けるべきですが、どちらも決して悪者ではなく、健康な体に欠かすことができない栄養素です。

糖質、脂質、たんぱく質は三大栄養素と呼ばれており、体を動かすエネルギー源となるのはこの3つだけ。**糖質、脂質を摂らずにいると、たんぱく質がエネルギー源として使われてしまうので、自ずとたんぱく質不足になり、筋肉量の低下を招きます。**たんぱく質だけ摂っていればいいというわけではないのです。

糖質は人間の体にとってとても重要なエネルギー源です。特に、脂質を取り込んでエネルギーに変換する工場のミトコンドリアを持っていない脳や神経細胞にとっては、糖質が原則的に唯一のエネルギー源といわれています。さらに、糖質には脂質と結びついて細胞膜をつくる、細胞から水分が過剰に失われないように保護するという役目もあります。つまり、糖質の極端なカットは体に悪いのです。

また、筋肉の主なエネルギー源は糖質と脂質で、強度が高い運動をする際には主に糖質が使われます。糖質不足は、運動の質の低下やスタミナ切れにもつながります。

脂質は糖質やたんぱく質と比較して高カロリーなため（糖質・たんぱく質は1グラムで4キロカロリー、脂質は1グラムで9キロカロリー）、ネガティブなイメージを持っている人がいるかもしれませんが、脂質もまた重要な栄養素。脂質は、エネルギー源として働くだけでなく、細胞膜やホルモンの構成成分としても重要な役割を果たしています。

脂質を構成する脂肪酸には、体内で合成することができない必須脂肪酸と呼ばれるものがあります。**必須脂肪酸は食事から摂取しなければならず、不足・欠乏すると皮膚の炎症、脱毛、高脂血症などの要因になるとされています。**

厚生労働省による2020年版「日本人の食事摂取基準」には、三大栄養素である糖質、脂質、たんぱく質の推奨バランスは、糖質50～65％、脂質20～30％、たんぱく質13～20％とあります。糖質も脂質も摂りすぎに注意が必要ではありますが、毎日の食事で適量を摂取することはとても大切です。

ハイヒール、スリッパ、サンダルを避ける

裸足になり、両足を腰幅に開いて背すじを伸ばして、まっすぐに立ってみましょう。この状態では体のどこにも過度な負担はかかっていません。そこから前に向かって歩いてみましょう。既に、骨や筋肉にトラブルを抱えていて、関節の可動域が狭まっていたりしない限りは、今歩いたときの動きが、人間本来のナチュラルなもの。一部の関節に負荷が集中することもなく、縮むべき筋肉が縮み、伸びるべき筋肉が伸びて、体が動いている状態です。

では、ハイヒールを履くとどうなるでしょうか。かかとが上がって、つま先立ちになります。このとき、ふくらはぎの下腿三頭筋は縮み、その拮抗筋である前脛骨筋は伸びています。自然と前傾姿勢になるため、歩くときは倒れないように体を起こします。そのため無意識に骨盤が前傾し、反り腰の状態になるのです。

歩くときもかかとは上がったままなので、足の運び方も変わります。つま先は下を

向いたままなので、前脛骨筋はほとんど使われない分、下腿三頭筋には負荷がかかります。足裏のアーチもほとんど使われないので、着地の衝撃は緩衝されず、関節への負荷は大きくなります。**ハイヒール用の立ち方、歩き方を続けることで体のバランスが崩れてしまいます。**

スリッパやサンダルも、人間本来の自然な足運びを妨げる履き物です。人は歩くとき、足首が背屈した状態でかかとから着地、足裏のアーチが着地衝撃を緩衝しながらつま先までが地面につきます。そこから足首を底屈し、つま先で地面を蹴るようにして足を前に運びます。

しかし、スリッパやサンダルのようなかかと部分を包んでいない履き物を履いていると、脱げないようにするために足首を背屈したまま、足を引きずるように歩くことになります。**足関節だけでなく、膝関節の曲げ伸ばしもほとんどない状態です。**もちろん、これも体のバランスを崩す原因になります。

ハイヒール、スリッパ、サンダルを履いてはいけないとは言いません。しかし、いずれも長時間着用すると足腰にトラブルが生じる原因になるということを頭に入れておきましょう。

健康寿命を延ばす習慣⑧

座り方にも注意する

テレワークが推奨されるようになり、自宅でのデスクワークの時間が長くなったという人は多いのではないでしょうか。デスクワークが中心の仕事をしていると、座る椅子にこだわりたくなるものです。腰痛などに悩まされないように、高機能の椅子を使っているという人もいるでしょう。

しかし、私は高機能の椅子をあまりおすすめしません。確かに高機能の椅子は座る人の体を的確に支え、腰などに過度な負担がかからないように設計されています。とてもサポート力が高いのです。そう聞くと、良いことばかりじゃないかと思うかもしれませんが、**優れたサポート力が長期的に見ると体に良くないのです。**

サポート力が抜群の高機能の椅子に体を預けると、正しい姿勢を維持するための筋肉がほとんど使われません。使わなければ、筋肉は衰えてしまいます。デスクワーク中に高機能の椅子に体を支え続けてもらうと、ますます自分の筋肉で体を支えることが難しくなってしまうのです。

1日中、背もたれや肘掛けを使わずに、背すじを伸ばして正しい姿勢をとり続けるのは難しいかもしれませんが、30分でも1時間でも、自分の力で正しい姿勢をとる努力をすることが大切です。**おすすめはバランスボールを椅子の代わりにすること。良い筋トレになるだけでなく、バランスを司る小脳を刺激する脳トレにもなります。**

長時間、ふかふかのソファの上で過ごすこともあまりおすすめできません。ソファのように高さがなく柔らかい椅子に座るとき、腰や背中が丸くなり、骨盤が後傾する姿勢になりがちです。長時間、骨盤が後傾した状態でいると、腰椎と骨盤、骨盤と大腿骨をつなぐ腸腰筋が弱くなってしまいます。

そうならないためには、坐骨を座面につけ、そこに体重を乗せて骨盤を立てて座ることが大切です。骨盤が立てば、背骨がまっすぐに伸び、頭も正しく背骨の上に乗ります。姿勢を維持するための筋肉がしっかりと働くことになりますし、腰痛も予防できるはずです。

ソファでリラックスすることがいけないわけではありませんが、長時間座り続けることがないように気をつけることが大切です。

健康寿命を延ばす習慣⑨

睡眠を大切にし、質を高める

年齢に関係なく、70歳、80歳になっても筋肉量を増やすことは可能です。筋肉量の低下の原因は、加齢ではなく、非活動的な生活や栄養不足にあるからです。

しかし、**疲労回復のスピードは、年齢とともに衰える**とされています。事実、ベテランのスポーツ選手が苦労するのも、疲労をどう抜くかというところなのです。

フィジカルトレーナーの仕事をしていると「疲労回復の裏技を教えてください」などと言われることがあるのですが、○○を食べれば、△△を飲めばといった疲労回復術は残念ながらありません。

疲れが肉体的なものであっても、精神的なものであっても、疲労を抜いて体をリカバリーさせるためには質の高い睡眠を十分にとることが大切です。

睡眠が重要だという話をすると「何時間寝ればいいのか」とよく聞かれます。さまざまな研究報告が発表されていますが、どれも決定的といえるものではなく、個人差によるところが大きいというのが、現時点での正しい認識だと思います。睡眠時間は6時間で大丈夫な人もいれば、8時間必要な人もいるのです。

自分に必要な睡眠時間を確保するのと同じように、睡眠の質を高めることも重要です。たっぷりと寝ているはずなのに疲れがとれない、朝起きたときにスッキリしていないという人は、睡眠の質が低い可能性があります。

睡眠の質を高めるためにできることの1つが、**夕食の時間と内容に気をつける**こと。個人差があるのであくまで目安ですが、ステーキや天ぷらなどの脂質が多い食品は消化するのに4時間以上かかるといわれています（ご飯、トースト、うどんは2〜3時間）。これから寝るというタイミングで消化に時間のかかるものを食べると、就寝中のほとんどの時間、胃腸が消化のために働いていることになります。これでは体の疲労を十分に抜くことはできません。

睡眠の質を高めるためには、**夕食から就寝までの時間をなるべく離す、それが難しい場合は消化に時間がかかるものは避ける**ということが大切です。

また、アルコールも睡眠の質を下げる原因です。「お酒を飲むと眠れる」と感じている人がいるかもしれませんが、一杯飲んでから寝るというのは、睡眠の質を考えるとおすすめできません。お酒は入眠を促す効果があるかもしれませんが、就寝前にアルコールを体に入れると、睡眠が浅くなる傾向があり、十分に体をリカバリーするのが難しくなるのです。

睡眠の質を高める手段として、入浴はとても有効です。**就寝の1〜2時間前にぬるめのお湯に浸かる**と、程よく体温が上がりつつ、リラックス効果で副交感神経が優位になり、寝つきが良くなります。お湯の温度が高すぎると、風呂上がりに体を冷やそうとする反応が強く起きて、手足が冷えてしまうことがあるので、注意しましょう。

睡眠時無呼吸症候群の原因になる肥満、自律神経の働きを悪くする喫煙や運動不足も睡眠の質を下げる原因になります。

健康であるためには睡眠の質を高める必要があるのですが、睡眠の質の向上には健康的な生活を送ることが大切ということです。

4章

運動の継続とやる気アップのコツ

三日坊主でかまわない

新しいことにチャレンジするのは、とてもワクワクすることです。運動も、習い事も、ダイエットも、始めるときはモチベーションが高いもの。しかし、新鮮な感動は少しずつ薄れていきます。初めての経験には、強い興奮がありますが、何度も経験すれば徐々に慣れていくので、最初に体験したような新鮮味は損なわれます。

多くの場合、新鮮味に変わる何かが見つからないと、モチベーションが下がる傾向があります。せっかく運動を始めても、新鮮味が薄れてくると、仕事の忙しさ、プライベートの急用、天候不良などをきっかけに途絶えてしまうことがよくあります。これがいわゆる三日坊主です。

しかし、本書で紹介しているトレーニングや、生活習慣、食習慣が三日坊主で終わってしまったときに「自分はなんて意志が弱いんだ」「簡単に挫折してしまって情けない」などと落ち込む必要はまったくありません。私だってときどきトレーニングをサボることがあるので、安心してください。
人は何かをやり始めても、1年以内に約8割が以前の習慣に戻るといわれています。これは逆戻りの原理と呼ばれるのですが、継続は誰にとっても難しいことで、サボるのは当たり前。三日坊主は特別なことではないのです。

サボったことをネガティブに捉えず、チャレンジしたことをポジティブに捉えましょう。トレーニングが三日坊主に終わってしまったとしても、またチャレンジすればいいのです。

考えようによっては、三日坊主だって3日間は続いたということです。10回繰り返せば30日、1か月もトレーニングしたことになります。運動習慣がなかった人が、1か月分のトレーニングができたのだとしたら、素晴らしいことですよね。

「サボる→やってみる→サボる→またやってみる」を繰り返していけば、いいんです。三日坊主でも、**長い切れ目をつくらずに繰り返していれば、体のパフォーマンスや、見た目、健康診断の数値など、必ず何らかのポジティブな変化が現れるはず。**それが自覚できれば、運動や健康的な食生活を続けようという意欲が湧き、いつの間にかそれらが習慣になるでしょう。

目標設定は成功体験にこだわる

心理学の用語にセルフエフィカシーという言葉あります。日本語では自己効力感と訳され「ある目標を達成できるか、遂行できるか」について、その人が抱く自信のことを指します。

自己効力感の高い人と低い人では、物事を行ったときの継続力に違いが出ます。**自己効力感の高い人は、失敗してもまた続けようと思えるので、挫折しながらも何度もチャレンジできる**傾向があります。一方、自己効力感の低い人は、一度挫折すると再度チャレンジしようという意欲がなかなか湧かず、そのままやめてしまうケースが多いのです。

アスリートがインタビューで「練習は裏切らない」などということがあります。不安を払拭する意味合いもあると思うのですが、日々の練習で小さな成功体験を重ねて自己効力感が高まっているため、練習通りにやれば本番もうまくいくだろうという見込みを得ているからこそ出てくる言葉だと思います。

また、子どもの能力は褒めて伸ばせといわれますが、これも自己効力感を高めるための方法です。些細な事柄でも周囲が褒めてあげると、子どもには小さな成功体験となり、自己効力感が上がっていくのです。

では、どうすれば成功体験を積み重ねて、自己効力感を高めることができるのか。ポイントは目標設定の仕方にあります。

たとえばダイエットをしようと思いたち、「3か月で5キログラム痩せる」という目標を立てたとしましょう。途中で挫折してしまいこの目標がクリアできなかった場合、自分の中には〝成功スタンプ〟を1つも押せずに、ダイエットできなかったという失敗体験だけが刻まれることになります。

失敗体験を重ねると自己効力感が下がって自信を失い、何かにチャレンジしようとするときに「どうせ自分はできない」という消極姿勢につながります。

成功体験を積み重ね、自己効力感を高めるには、目標設定をより細分化する必要があります。「3か月で5キログラム痩せる」という**大目標に到達するための、小さい目標を立てる**のです。

仮に「日曜日はランニングをする」「月曜日と水曜日は筋トレをする」「週に3回休肝日を設ける」といった曜日や週ごとの目標を決めたとしましょう。

筋トレと休肝日を無事にクリアできれば成功スタンプを2つ押すことができます。疲れていてランニングをサボってしまったとしても、その週は成功スタンプが2つたまっているので、大きく落ち込むことはないはずです。

今までダイエット経験がない人にとって、「3か月で5キログラム痩せる」という目標だけでは、実現するために何を、いつまでに、どれだけやらなければいけないかがわかりません。そして、それがわからなければ、まったく行動も起こせません。

大きな目標を達成するためには何が必要なのかを書き出して、一つ一つをクリアしていくことが大切なのです。

◆運動日誌をつけるのも脚を鍛えるための有効な手段

カレンダーやスケジュール帳などに、その日の運動の内容を記録していくのも自己効力感を高める有効な手段です。スクワットの回数や、ウォーキングやランニングをした距離や時間をメモしたり、簡単な感想を書き留めておくのです。

サボりながらだったとしても1か月、2か月と続けていくと、結構な運動量になるはずです。**記録して〝見える化〟しておけば、振り返ったときに自信を与えてくれますし、体重計には表れない変化に気がつきやすくもなります。**

15分のウォーキングがとてもきつかったのに、30分もウォーキングができるようになった、駅の階段を上っても息が上がらなくなった、こなせるスクワットの回数が増えた。こういった発見は、あなたに大きな自信と脚トレを継続していくモチベーションを与えてくれるはずです。

SNSなどを利用する手もあります。トレーニングやランニングをしたこと、スポーツジムに行ったことをSNSに書き込んで「いいね」やコメントがもらえると、次も頑張ろうと思えるものです。

そして、自分なりの運動日誌をつけながら、ぜひ自分自身を褒めてあげてください。**トレーニングをすると決めた日にそれが実行できたのなら、それは立派な成功です。**できたり、できなかったりしながらもその成功を蓄積させることが、将来の健康な体づくりにつながっていくのです。

継続とやる気アップのコツ③

成功確率50％の目標が自己効力感を高める

小さな成功体験を積み重ねることが、自己効力感を高め、大きな目標達成につながると前述しました。では、そもそもの目標はどのくらいのレベルに設定するのが望ましいのかという話をしたいと思います。

結論からいうと、**目標設定は達成できるかもしれないし、達成できないかもしれない、成否の確率が五分五分だと思うものが理想**です。

あまりにも非現実的な目標を掲げてしまうと、続けるどころか、そもそもスタートする気が起こりません。かといって、できて当たり前の低すぎる目標だと、それをクリアできたとしても達成感や感動が得られず、自己効力感アップにつながりません。

たとえばトレーニングの場合、１００％達成できてしまう低すぎる目標は、おそらく負荷も頻度も足りないため、得られる効果も限定的です。すると、トレーニングを継続しているのに効果を感じられるまでに時間がかかり、「頑張っているのに効果がない」と感じてしまうかもしれません。

成功確率が50%、フィフティフィフティの目標であれば、**目標を達成したときに強い達成感が得られ、自己効力感が高まります。**そしてその成功体験が糧になり、もっと続けようという意欲も湧くでしょう。

成功確率50%とはどのくらいなのか。それは目標を立てる本人の感覚が頼りになります。フルマラソンのレースに定期的に参加しているような市民ランナーにとって、「週3回30分以上の有酸素運動」は楽にこなせる、場合によっては既に達成しているレベルの目標でしょう。ボディメイクが趣味という人にとって「週3回の脚トレ」はそれほど難しくはないはずです。

しかし、運動経験のない高齢者がいきなり「週3回30分以上の有酸素運動」と「週3回の脚トレ」を始めようとしたら、かなり難しいことが想像できます。

自問自答をして成功確率が50%と思われる目標が立てられたら、実際に試してみましょう。**スタートしてみてほとんどできないようなら目標設定が高すぎますし、朝飯前にこなせてしまい、張り合いがないようだと目標設定が低すぎます。**その場合は、目標設定をやり直しましょう。

少しでもやれたら良しとする

「100点」か「0点」か、「やった」か「やらなかった」かという考え方は、運動の継続や成功体験の積み重ねの妨げになることがあります。

たとえば、30分ランニングをする予定だったのに20分でやめてしまった。スクワットを20回×3セットするつもりが最後の1セットは5回しかできなかった。これらは100点か0点かという発想をしていると、失敗体験になってしまいます。しかし、**運動をしたことには間違いありませんし、やらなかったことと比べたら確実に大きな効果があります。**

何事においてもそうですが、100点以外はすべて0点ということはありません。80点もあれば50点もあります。そして、0点よりも遥かにプラスです。自分が立てた目標に対してストイックになりすぎると、それが足枷《あしかせ》になってしまうことがあるので気をつけましょう。

「100点」か「0点」か、「やった」か「やらなかった」かという発想に陥らないために、**あらかじめ複数のトレーニングの選択肢を用意しておく**とよいでしょう。

近所の公園を5周することを目標にしたとします。絶対に5周すると決めてしまうと、疲れているときや天候が良くないときに嫌になってしまうもの。しかし、調子が良くないときは3周でいいことにしておけば気が楽ですよね。

私自身、日課にしているランニングでは13キロメートルのコースと6キロメートルのコースを用意してあり、時間がないときは短いコースを走るようにしています。そうしておくと「忙しいから走らなかった」ということになりにくいのです。

脚トレに関しても同様です。**20回×3セットを目標にしていても、疲れているときは、10回×3セットにしたり、20回×2セットにしてもよい**ことにしておけば、スタートするハードルが下がります。実際に体を動かし始めたら、調子が良くなってきて20回×3セットできてしまったなんてこともあるでしょう。

その日の調子やスケジュールに応じて、いろいろな選択肢があると思えば、トレーニングを面倒だなと感じることを回避できますし、「まったくやらなかった」日を減らすことができるはずです。

一生続けるコツは「楽しむ」こと

一念発起して脚トレやウォーキングを始めたとき、最初はどうしても張り切りすぎてしまいがちです。

アスリートであれば、ときに自分を限界まで追い込むようなトレーニングが必要になります。しかし、彼らにとってそれは仕事であり、オリンピックで金メダルをとりたいといった壮大な目標と、そこに向かう強い信念があるからこそ、ハードなトレーニングにも耐えられるのです。

一般の人が自分を追い込みすぎると、体にも心にも大きなストレスになり、運動自体を嫌いになってしまう場合があります。**健康維持のための脚トレや有酸素運動は、生涯続けていくことが目標ですから、限界になるまで追い込まず、腹八分目で終えるほうがいい**のです。

「もう少しできそうだ」と感じられているところで運動を終えると、「次もまたやりたい」と思え、継続しやすくなります。

そして、何より体を動かすことを楽しむ気持ちを大切にしてほしいと思います。

健康のため、ダイエットのために脚トレやウォーキングを始めるとしましょう。「3キログラム痩せる」「体脂肪率を5%減らす」といった目標はとても大切ですが、それればかりにとらわれると、その数字を達成したときに運動へのモチベーションが下がってしまうことがあります。

脚トレや有酸素運動を続けていく中で、体を動かすことの気持ちよさ、ウォーキングやジョギングの楽しさ、体のパフォーマンスが良くなる面白さといったことに目を向けてもらえたらと思います。

楽しんだほうが運動効果自体も高いとされていますし、趣味になれば間違いなく続けていくことができるはずです。

ウォーキングが苦手なら、サイクリングや水泳でも心肺機能は向上しますし、山歩きは素晴らしい脚トレになります。

みなさんが自分なりの運動の楽しみ方を見つけて、続けていけることを願っています。

おわりに

私はフィジカルトレーナーとして、クライアントへの運動指導、講習会、書籍の執筆など、さまざまな場で、下肢の筋力トレーニングをすることの大切さを繰り返し訴え続けています。もう10年以上は言い続けているのではないでしょうか。

10年前と比べて、世の中は大きく変わりました。インターネットとそれに付随するサービスは飛躍的な進化を遂げました。そのおかげで、コロナ禍に見舞われながらも、なんとか外出自粛生活を送ることができましたし、職業によっては出社せずにテレワークでほとんどの業務をこなせるようにもなっています。次世代の移動通信システム、5Gもスタートし、今後ますます便利になっていくのでしょう。

コロナ禍以前は、私も講演会のために全国各地に足を運んだり、国内外を問わずに選手の合宿に帯同したりしていましたが、今はそんな生活も懐かしく感じます。毎年行っている福井県での講演は前泊して越前蟹を食べるのが楽しみでしたし、ケニアでの高地合宿に帯同する際は、飛行機を乗り継ぎ40時間以上かけて行っていました。今は、どちらもオンラインでつなぐことで仕事が成り立っています。もちろんリアルで行うことに勝るものはありませんが、移動時間や経費が大幅に削減できるといったメリットがあります。人間は便利さや効率の良さを追求する生き物ですから、オンラインサービスは進化を続けるはずです。私のアバターが福井やケニアに出向き、目の前で指導をする……、そんな時代は必ずやってくるでしょう。私もみなさんと同じように、そうなったら便利だな、楽しそうだなと思います。

人間が便利さを追求し続けると、それに比例するように日々の活動量が減ってしまいます。本書の中でも繰り返していますが、活動量が減れば下肢の筋肉量は低下してしまいます。便利になり続ける世の中で健康でいるためには、運動をイベントごとにするのではなく、習慣にしなくてはいけません。虫歯予防のために歯磨きが必要なように、病気予防のためには脚のトレーニングが必要ということです。

「脚のトレーニングをすることは薬を飲むことだと思います」とおっしゃったクライアントがいました。確かにこれほどの効果のある薬はなかなかありません。

良薬は口に苦し。脚トレはきついかもしれませんが、必ず効く薬です。

２０２１年３月　中野ジェームズ修一

◆ 著者紹介

中野ジェームズ修一

スポーツモチベーションCLUB100最高技術責任者
PTI認定プロフェッショナルフィジカルトレーナー
米国スポーツ医学会認定運動生理学士（ACSM/EP-C）

フィジカルを強化することで競技力向上や怪我予防、ロコモティブシンドローム・生活習慣病対策などを実現する「フィジカルトレーナー」の第一人者。「理論的かつ結果を出すトレーナー」として、トップアスリートから運動初心者まで幅広く指導し、絶大な支持を得ている。2014年からは、青山学院大学駅伝チームのフィジカル強化指導も担当。著書に『医師に「運動しなさい」と言われたら最初に読む本』（日経BP）、『世界一伸びるストレッチ』（サンマーク出版）など、ベストセラー多数。

制作協力　古谷有騎、
　　　　　木村竣哉（株式会社スポーツモチベーション）

装幀デザイン	小口翔平＋加瀬 梓（tobufune）
本文デザイン	柿沼みさと
イラスト	中谷聖子
校　正	西進社
構成・執筆協力	神津文人
編集担当	茶木奈津子（PHPエディターズ・グループ）

【参考文献】

『糖尿病食事療法のための食品交換表 第7版』日本糖尿病学会編（文光堂）

『最新 糖尿病診療のエビデンス』能登洋著（日経BP）

『糖尿病最新の治療 2016-2018』羽田勝計他編（南江堂）

『医師に「運動しなさい」と言われたら最初に読む本』中野ジェームズ修一著、田畑尚吾監修（日経BP）

『エネルギー早わかり「五訂日本食品標準成分表」対応』（女子栄養大学出版部）

『図解でわかる！ からだにいい食事と栄養の大事典』本多京子監修（永岡書店）

『医師とトレーナーが考えた100年時代の新健康体操　100トレ』中野ジェームズ修一・井手友美・岡橋優子著（徳間書店）

『セルフ・エフィカシーの臨床心理学』坂野雄二他編著（北大路書房）

『あなたの腰痛が治りにくい本当の理由』紺野慎一著（すばる舎）

『自分で治せる腰痛　痛みの最新治療とセルフケア』紺野慎一著（大和書房）

60歳からは脚を鍛えなさい
一生続けられる運動のコツ

2021年4月27日　第1版第1刷発行

著　者	中野ジェームズ修一
発行者	岡 修平
発行所	株式会社 PHPエディターズ・グループ 〒135-0061　江東区豊洲 5-6-52 ☎03-6204-2931 http://www.peg.co.jp/
発売元	株式会社 PHP研究所 東京本部 〒135-8137　江東区豊洲 5-6-52 普及部　☎03-3520-9630 京都本部 〒601-8411　京都市南区西九条北ノ内町 11 PHP INTERFACE　https://www.php.co.jp/
印刷・製本所	凸版印刷株式会社

ISBN978-4-569-84921-8